Gusturi Vegane

Bucătăria Sănătoasă și Delicioasă

Elena Ionescu

Conținut

Sparanghel la gratar, ardei verzi si dovlecel 11
Dovlecei simpli la gratar si ceapa rosie 13
Porumb simplu la grătar şi Portobello 14
Vinete marinate la gratar si dovlecel 15
Ardei la gratar si broccoli 16
Conopidă prăjită şi varză de Bruxelles 17
Porumb la grătar şi ciuperci din Crimeea 18
Vinete prajite, dovlecel si porumb 20
Dovlecel şi ananas la grătar 21
Portobello şi sparanghel la grătar 22
Rețetă simplă de legume la grătar 23
Vinete japoneze la gratar si ciuperci shiitake 24
Broccoli şi vinete japoneze la grătar 25
Conopidă prăjită şi varză de Bruxelles 26
Reteta de conopida japoneza la gratar glazurata cu balsamic 27
Rețetă simplă de legume la grătar 28
Vinete prajite si ardei verde 29
Sparanghel Portobello la grătar şi fasole verde cu oțet de cidru ... 30
Fasole prăjită şi ciuperci Portobello 32
Varza de Bruxelles si fasole verde 33

Dovlecel și ceapă în sos de fermă 34

Fasole verde la gratar si ananas cu otet balsamic 35

Broccoli si vinete la gratar 37

Broccoli si ardei verde la gratar 38

Morcovi și dovlecei la grătar 39

Ciuperci Portobello la gratar cu otet de mere 40

Morcovi la gratar cu varza de Bruxelles 41

Reteta de pastarnac si dovlecel la gratar 42

Napi la gratar cu vinegreta orientala 43

Morcovi la grătar, napi și portobello glazurați cu oțet balsamic ... 44

Dovlecel și mango la grătar 45

Porumb la grătar și fasole verde 46

Inima de anghinare la gratar si varza de Bruxelles 47

Ardei broccoli la gratar si varza de Bruxelles cu glazura de cidru de mere si miere 48

Reteta de ardei amestecati prajiti cu muguri de broccoli 49

Vinete Prajite, Dovlecel Cu Diversi Ardei 51

Portobello la gratar si ceapa rosie 52

Porumb la gratar si ceapa rosie 53

Varza de Bruxelles la gratar, conopida si sparanghel 54

Dovlecel la grătar, vinete Portobello și sparanghel 55

Reteta de ardei verzi prajiti, broccoli si sparanghel 56

Ciuperci Portobello și dovlecel la grătar 57

Sparanghel la gratar, ananas si fasole verde 58

Fasole verde și vinete la grătar 59

Sparanghel la grătar și broccoli 60

Conopidă prăjită și varză de Bruxelles 61

Broccoli la gratar si buchetele de broccoli 62

Dovlecel la grătar Ceapă roșie Broccoli Flori și sparanghel 63

Fasole verde prăjită Sparanghel Broccoli Flori și ananas................. 66

Fasole Edamame prăjită 67

Bame la grătar, dovlecel și ceapă roșie... 68

Păstârnac și dovlecel la grătar 69

Păstârnac la grătar și bame 70

Broccoli la grătar Păstârnac Okra și sparanghel 71

Napi și ardei la grătar 72

Conopida si broccoli la gratar... 73

Napi și ananas la grătar.. 74

Păstârnac și dovlecel la grătar 75

Napi la gratar, ceapa rosie si pastarnac... 76

Morcovi la grătar, păstârnac și broccoli 77

Flori de sparanghel la gratar si broccoli 78

Conopida la gratar si porumb pentru bebelusi.................................... 79

Inima de anghinare la gratar si floare de broccoli.............................. 80

Morcovi și vinete la grătar 81

Morcovi și dovlecei la grătar... 82

Porumb prăjit, tripă pentru copii și sparanghel.................................. 83

Baby morcovi și inimioare de anghinare la grătar 84

Fasole verde la gratar cu inima de ananas si anghinare 85
Broccoli la gratar si morcovi pui 87
Flori mici simple de porumb şi conopidă la grătar 88
Morcovi şi ardei prăjiţi 89
Porumb la grătar, inimioare de anghinare şi vinete 90
Morcovi pui la gratar si ceapa rosie 91
Sparanghel cu broccoli la gratar si ciuperci Portobello 92
Inima de anghinare la gratar 93
Morcovi şi ciuperci la grătar 94
Inimă de anghinare la grătar şi sparanghel 95
dovlecel la grătar 96
Vinete prajite cu glazura balsamic 97
Salata verde si rosii la gratar 98
Dovlecei şi ardei la grătar 100
Vinete prajite si ceapa rosie 102
Sparanghel la gratar Varza de Bruxelles Buchetele de broccoli.. 104
Dovlecel la grătar într-o glazură de cidru de mere şi miere 106
Dovlecel la grătar, inimioare de anghinare şi ceapă roşie 108
Dovlecei la grătar şi bucheţele de broccoli 110
Salată thailandeză de salată verde cu unt de arahide 113
Salata verde, ceapa si arahide 115
Salată verde, migdale şi cremă de brânză vegană 117
Salată Boston şi salată de roşii 119
Salata verde si rosii cu vinegreta de coriandru 120

Salata mixta de legume si migdale 121

Arpagic vegan și salată de ricotta 122

Salata verde cu nuca si parmezan vegan 123

Salată vegană cu tomatillo și ricotta 124

Salată vegană de roșii și varză cu parmezan 125

Salata de rosii cu spanac si migdale 126

Salată de varză și roșii 128

Migdale verzi și salată de ricotta vegană 130

Salata de cicoare cu rosii si migdale 131

Salată de roșii și migdale cu varză 133

Salata de andive cu migdale si rosii 134

Salată de Cicoare cu Tomatillo și Migdale 136

Salata verde cu migdale si rosii cherry 137

Salată vegană de roșii și spanac cu parmezan 139

Salată vegană de roșii și varză cu parmezan 140

Salata Tomatillo cu amestec de legume si branza ricotta vegana
 142

Salată Escarole cu migdale și brânză ricotta vegană 144

Salata de cicoare cu rosii si migdale 145

Salată de spanac, dovlecel și migdale 147

Kale Castraveți Roșii Tofu Salată Ricotta 148

Salata mixta de tofu cu migdale verzi si ricotta 150

Salată vegană de roșii și varză cu parmezan 152

Salată vegană de roșii cervil și parmezan 154

Salată de salată, Tomatillo și Tofu, Brânza Ricotta................ 156
Salata de spanac cu rosii si migdale 159
Salata de rosii cu varza napa si parmezan vegan 161
Salată de andive, tomatillo și migdale 162
Salată de tofu cu roșii și ricotta 163
Salata de rosii cu varza Napa si branza ricotta tofu 164
Salată de roșii cu sfeclă fragedă și brânză vegană 165
Salată super simplă de salată verde 166
Salată ușoară de salată verde 167
Salată Boston ușoară 168
Salată ușor de amestecat de legume 169
Salată de salată 170
Salată de salată Boston glazurată cu balsamic 171
Salată simplă de andive 172
salata mixta de legume 173
Salată de arahide Boston 174
Salata verde Boston glazurata cu balsamic 175
Salată verde cu sos de nuci 176
Salata romana cu sos de alune 177
Salată mixtă de legume cu vinaigretă de migdale 178
Salată Escarole cu fistic și oțet balsamic 179
Salată verde cu sos de caju 180
Salata Romana cu Vinaigreta de Nuci 181
Salată mixtă de legume cu vinaigretă de migdale 182

Salată Romaine cu dressing de caju 184

Salata Escarole cu sos de alune 185

Salata verde cu vinegreta de arahide 186

Salată de salată Boston la grătar 187

Salata de salata romana la gratar 188

Salata romana la gratar cu dressing de caju 189

Salată verde la grătar cu sos de migdale 190

Varză Napa la grătar cu sos de caju 191

Salată verde Boston la grătar și salată de caju 192

Salata verde la gratar si salata de masline verzi 193

Salata verde la gratar si salata de masline verzi 194

Romaine la gratar si salata de capere verzi 195

Romaine la gratar si salata de capere 196

Salată de măsline negre Boston la grătar 197

Salată Romaine la grătar cu măsline Kalamata 198

Salata roma cu masline verzi si sos de fistic 199

Salata Romana Capere si Vinaigreta Migdale 200

Salată Boston cu inimioare de anghinare și sos de caju 201

Anghinare Glazurate Balsamic și Inimioare De Anghinare 202

Sos de anghinare cu nuca si masline verzi 203

Salată verde cu măsline negre și inimă de anghinare 204

Inima de anghinare cu salata de masline negre 205

Inimioare de anghinare și salată de măsline negre cu salată verde Boston 206

Salata de salata romana cu inimioare de anghinare si vinegreta de macadamia 208

Salată de salată verde cu măsline negre și inimioare de anghinare 209

Salată Boston cu oțet de mere 210

Salata romana cu inimioare de anghinare si vinegreta de caju ... 211

Salata de inima de anghinare cu salata verde si masline verzi 212

Salată cu salată verde Kalamata măsline și inimă de anghinare . 213

Salată verde, porumb și salată de inimă de anghinare 214

Salată de morcovi pentru copii cu salată verde Boston și inimioare de anghinare 215

Salată verde, măsline negre și salată de porumb 216

Sparanghel la gratar, ardei verzi si dovlecel

Ingrediente marine

1/4 cană ulei de măsline extravirgin

2 linguri de miere

4 lingurite de otet balsamic

1 lingurita de cimbru uscat

1 lingurita praf de usturoi

1/8 linguriță piper curcubeu negru

sare de mare

ingrediente vegetale

1 kilogram de sparanghel proaspăt, tocat

3 morcovi mici, tăiați în jumătate pe lungime

1 ardei verde dulce mare tăiat în fâșii de 1 inch

1 dovleac de vară galben mediu, tăiat în felii de 1/2 inch

1 ceapă galbenă medie, tăiată în sferturi

Se amestecă ingredientele pentru marinată.

Combinați 3 linguri de marinată și legume într-o pungă.

Se lasa la marinat 1h30 la temperatura camerei sau peste noapte la frigider.

Legumele la grătar la foc mediu timp de 8 până la 12 minute sau până se înmoaie.

Stropiți cu marinada rămasă.

Dovlecei simpli la gratar si ceapa rosie

Conținut

2 dovlecei mari, tăiați pe lungime în felii de ½ inch

2 cepe roșii mari, tăiate în rondele de ½ inch, dar nu tăiați în rondele individuale

2 linguri. ulei de măsline extra virgin

2 linguri. amestec de dressing de fermă

Ungeți ușor toate părțile legumelor cu ulei de măsline.

Asezonați cu amestec de dressing ranch.

Prăjiți timp de 4 minute la foc mediu sau până când se înmoaie.

Porumb simplu la grătar și Portobello

Conținut

2 spice mari de porumb, tăiate pe lungime

5 Portobellos, clătiți și scurși

Ingrediente marine:

6 linguri de ulei de măsline extravirgin

sare de mare, dupa gust

3 linguri de otet alb distilat

1 lingurita de mustar de Dijon

Marinați legumele în sos sau marinată timp de 15 până la 30 de minute.

Grill timp de 4 minute la foc mediu sau până când legumele sunt fragede.

Vinete marinate la gratar si dovlecel

Conținut

2 vinete mari, tăiate în jumătate pe lungime

2 dovlecei mari, tăiați pe lungime și tăiați în jumătate

Ingrediente marine:

6 linguri de ulei de măsline extravirgin

sare de mare, dupa gust

3 linguri de otet alb distilat

1 lingurita de mustar de Dijon

Marinați legumele în sos sau marinată timp de 15 până la 30 de minute.

Grill timp de 4 minute la foc mediu sau până când legumele sunt fragede.

Ardei la gratar si broccoli

Conținut

2 ardei verzi, tăiați în jumătate

10 buchete de broccoli

Ingrediente marine:

6 linguri de ulei de măsline extravirgin

sare de mare, dupa gust

3 linguri de otet alb distilat

1 lingurita de mustar de Dijon

Marinați legumele în sos sau marinată timp de 15 până la 30 de minute.

Grill timp de 4 minute la foc mediu sau până când legumele sunt fragede.

Conopidă prăjită și varză de Bruxelles

Conținut

10 buchețe de conopidă

10 bucăți varză de Bruxelles

Ingrediente marine:

6 linguri de ulei de măsline extravirgin

sare de mare, dupa gust

3 linguri de otet alb distilat

1 lingurita de mustar de Dijon

Marinați legumele în sos sau marinată timp de 15 până la 30 de minute.

Grill timp de 4 minute la foc mediu sau până când legumele sunt fragede.

Porumb la grătar și ciuperci din Crimeea

Conținut

2 tripe, tăiate pe lungime

10 ciuperci Crimini, clătite și scurse

Ingrediente marine:

6 linguri de ulei de măsline extravirgin

sare de mare, dupa gust

3 linguri de otet alb distilat

1 lingurita de mustar de Dijon

Marinați legumele în sos sau marinată timp de 15 până la 30 de minute.

Grill timp de 4 minute la foc mediu sau până când legumele sunt fragede.

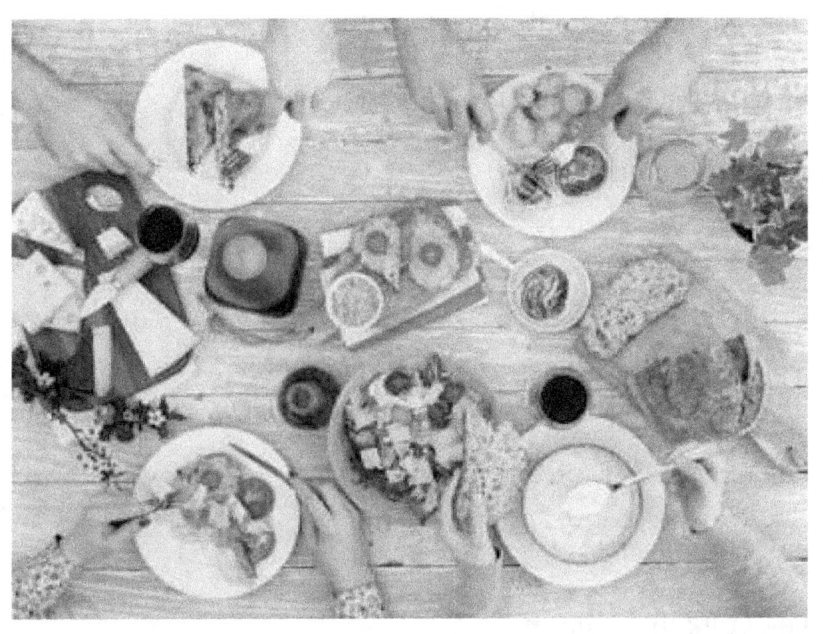

Vinete prajite, dovlecel si porumb

Conținut

2 vinete mari, tăiate în jumătate pe lungime

2 dovlecei mari, tăiați pe lungime și tăiați în jumătate

2 tripe, tăiate pe lungime

Ingrediente marine:

6 linguri de ulei de măsline extravirgin

sare de mare, dupa gust

3 linguri de otet alb distilat

1 lingurita de mustar de Dijon

Marinați legumele în sos sau marinată timp de 15 până la 30 de minute.

Grill timp de 4 minute la foc mediu sau până când legumele sunt fragede.

Dovlecel și ananas la grătar

Conținut

2 dovlecei mari, tăiați pe lungime în felii de ½ inch

2 cepe roșii mari, tăiate în rondele de ½ inch, dar nu tăiați în rondele individuale

1 ananas mediu tăiat în felii de 1/2 inch

10 fasole verde

Ingrediente marine:

6 linguri de ulei de măsline extravirgin

sare de mare, dupa gust

3 linguri de otet alb distilat

1 lingurita de mustar de Dijon

Marinați legumele în sos sau marinată timp de 15 până la 30 de minute.

Grill timp de 4 minute la foc mediu sau până când legumele sunt fragede.

Portobello și sparanghel la grătar

Conținut

3 piese. Portobello, clătit și scurs

2 vinete, feliate pe lungime și tăiate la jumătate

2 dovlecei, feliați pe lungime și tăiați la jumătate

6 sparanghel

Ingrediente marine:

6 linguri de ulei de măsline extravirgin

sare de mare, dupa gust

3 linguri de otet alb distilat

1 lingurita de mustar de Dijon

Marinați legumele în sos sau marinată timp de 15 până la 30 de minute.

Grill timp de 4 minute la foc mediu sau până când legumele sunt fragede.

Rețetă simplă de legume la grătar

Conținut

3 piese. Portobello, clătit și scurs

2 vinete, feliate pe lungime și tăiate la jumătate

2 dovlecei, feliați pe lungime și tăiați la jumătate

6 sparanghel

materialul de pansament

6 linguri de ulei de măsline extravirgin

sare de mare, dupa gust

3 linguri de otet de mere

1 lingura. dragă

1 lingurita maioneza fara ou

Marinați legumele în sos sau marinată timp de 15 până la 30 de minute.

Grill timp de 4 minute la foc mediu sau până când legumele sunt fragede.

Vinete japoneze la gratar si ciuperci shiitake

Conținut

Tripa, tăiată pe lungime

2 vinete japoneze, feliate pe lungime și tăiate la jumătate

Ciuperci Shiitake, clătite și scurse

materialul de pansament

6 linguri de ulei de măsline

sare de mare, dupa gust

3 linguri de otet de vin alb

1 lingurita maioneza fara ou

Marinați legumele în sos sau marinată timp de 15 până la 30 de minute.

Grill timp de 4 minute la foc mediu sau până când legumele sunt fragede.

Broccoli și vinete japoneze la grătar

Conținut

2 ardei verzi, tăiați în jumătate

10 buchete de broccoli

2 vinete japoneze, feliate pe lungime și tăiate la jumătate

materialul de pansament

6 linguri de ulei de susan

sare de mare, dupa gust

3 linguri de otet alb distilat

1 lingurita maioneza fara ou

Marinați legumele în sos sau marinată timp de 15 până la 30 de minute.

Grill timp de 4 minute la foc mediu sau până când legumele sunt fragede.

Conopidă prăjită și varză de Bruxelles

Conținut

10 buchețe de conopidă

10 bucăți varză de Bruxelles

materialul de pansament

6 linguri de ulei de susan

sare de mare, dupa gust

3 linguri de otet alb distilat

1 lingurita maioneza fara ou

Marinați legumele în sos sau marinată timp de 15 până la 30 de minute.

Grill timp de 4 minute la foc mediu sau până când legumele sunt fragede.

Reteta de conopida japoneza la gratar glazurata cu balsamic

Conținut

2 ardei verzi, tăiați în jumătate pe lungime

10 buchețe de conopidă

2 vinete japoneze, feliate pe lungime și tăiate la jumătate

materialul de pansament

6 linguri de ulei de măsline extravirgin

sare de mare, dupa gust

3 linguri de otet balsamic

1 lingurita de mustar de Dijon

Marinați legumele în sos sau marinată timp de 15 până la 30 de minute.

Grill timp de 4 minute la foc mediu sau până când legumele sunt fragede.

Rețetă simplă de legume la grătar

Conținut

2 vinete mari, tăiate în jumătate pe lungime

1 dovlecel mare, feliat pe lungime și tăiat în jumătate

5 flori de broccoli

Ingrediente marine:

6 linguri de ulei de măsline extravirgin

sare de mare, dupa gust

3 linguri de otet alb distilat

1 lingurita de mustar de Dijon

Marinați legumele în sos sau marinată timp de 15 până la 30 de minute.

Grill timp de 4 minute la foc mediu sau până când legumele sunt fragede.

Vinete prajite si ardei verde

Conținut

2 ardei verzi, tăiați în jumătate

10 buchete de broccoli

2 vinete, feliate pe lungime și tăiate la jumătate

materialul de pansament

6 linguri de ulei de măsline

sare de mare, dupa gust

3 linguri de otet de vin alb

1 lingurita mustar englezesc

Marinați legumele în sos sau marinată timp de 15 până la 30 de minute.

Grill timp de 4 minute la foc mediu sau până când legumele sunt fragede.

Sparanghel Portobello la grătar și fasole verde cu oțet de cidru

Conținut

3 piese. Portobello, clătit și scurs

2 vinete, feliate pe lungime și tăiate la jumătate

2 dovlecei, feliați pe lungime și tăiați la jumătate

6 sparanghel

1 ananas mediu tăiat în felii de 1/2 inch

10 fasole verde

materialul de pansament

6 linguri de ulei de măsline extravirgin

sare de mare, dupa gust

3 linguri de otet de mere

1 lingura. dragă

1 lingurita maioneza fara ou

Marinați legumele în sos sau marinată timp de 15 până la 30 de minute.

Grill timp de 4 minute la foc mediu sau până când legumele sunt fragede.

Fasole prăjită și ciuperci Portobello

Conținut

Tripa, tăiată pe lungime

5 ciuperci Portobello, clătite și scurse

10 fasole verde

materialul de pansament

6 linguri de ulei de măsline

sare de mare, dupa gust

3 linguri de otet de vin alb

1 lingurita maioneza fara ou

Marinați legumele în sos sau marinată timp de 15 până la 30 de minute.

Grill timp de 4 minute la foc mediu sau până când legumele sunt fragede.

Varza de Bruxelles si fasole verde

Conținut

10 buchețe de conopidă

10 bucăți varză de Bruxelles

10 fasole verde

materialul de pansament

6 linguri de ulei de măsline

sare de mare, dupa gust

3 linguri de otet de vin alb

1 lingurita maioneza fara ou

Marinați legumele în sos sau marinată timp de 15 până la 30 de minute.

Grill timp de 4 minute la foc mediu sau până când legumele sunt fragede.

Dovlecel și ceapă în sos de fermă

Conținut

2 dovlecei mari, tăiați pe lungime în felii de ½ inch

2 cepe roșii mari, tăiate în rondele de ½ inch, dar nu tăiați în rondele individuale

2 linguri. ulei de măsline extra virgin

2 linguri. amestec de dressing de fermă

Marinați legumele în sos sau marinată timp de 15 până la 30 de minute.

Grill timp de 4 minute la foc mediu sau până când legumele sunt fragede.

Fasole verde la gratar si ananas cu otet balsamic

Conținut

1 ananas mediu tăiat în felii de 1/2 inch

10 fasole verde

materialul de pansament

6 linguri de ulei de măsline extravirgin

sare de mare, dupa gust

3 linguri de otet balsamic

1 lingurita de mustar de Dijon

Marinați legumele în sos sau marinată timp de 15 până la 30 de minute.

Grill timp de 4 minute la foc mediu sau până când legumele sunt fragede.

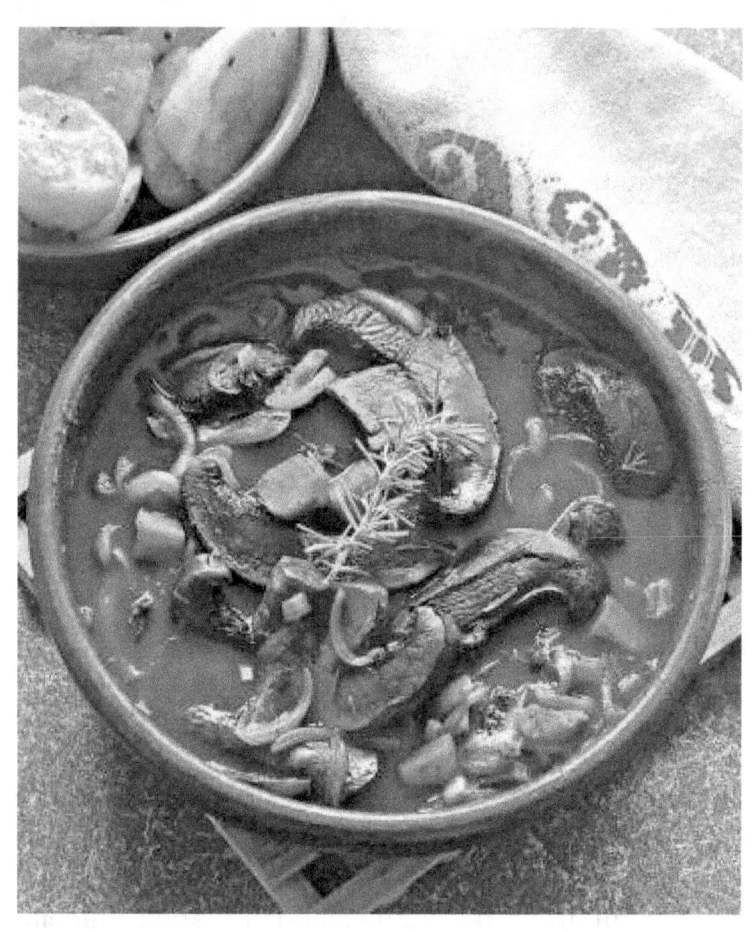

Broccoli si vinete la gratar

Conținut

1 vinete mare, feliată pe lungime și tăiată în jumătate

1 dovlecel mare, feliat pe lungime și tăiat în jumătate

10 fasole verde

10 buchete de broccoli

Ingrediente marine:

6 linguri de ulei de măsline extravirgin

sare de mare, dupa gust

3 linguri de otet alb distilat

1 lingurita de mustar de Dijon

Marinați legumele în sos sau marinată timp de 15 până la 30 de minute.

Grill timp de 4 minute la foc mediu sau până când legumele sunt fragede.

Broccoli si ardei verde la gratar

Conținut

2 ardei verzi, tăiați în jumătate

8 buchete de broccoli

materialul de pansament

6 linguri de ulei de susan

sare de mare, dupa gust

3 linguri de otet alb distilat

1 lingurita maioneza fara ou

Marinați legumele în sos sau marinată timp de 15 până la 30 de minute.

Grill timp de 4 minute la foc mediu sau până când legumele sunt fragede.

Morcovi și dovlecei la grătar

Conținut

2 dovlecei mari, tăiați pe lungime în felii de ½ inch

1 ceapă roșie mare, tăiată în rondele de ½ inch, dar nu în rondele individuale

1 morcov mare, decojit și tăiat pe lungime

materialul de pansament

6 linguri de ulei de măsline

sare de mare, dupa gust

3 linguri de otet de vin alb

1 lingurita mustar englezesc

Marinați legumele în sos sau marinată timp de 15 până la 30 de minute.

Grill timp de 4 minute la foc mediu sau până când legumele sunt fragede.

Ciuperci Portobello la gratar cu otet de mere

Conținut

Tripa, tăiată pe lungime

5 ciuperci Portobello, clătite și scurse

materialul de pansament

6 linguri de ulei de măsline extravirgin

sare de mare, dupa gust

3 linguri de otet de mere

1 lingura. dragă

1 lingurita maioneza fara ou

Marinați legumele în sos sau marinată timp de 15 până la 30 de minute.

Grill timp de 4 minute la foc mediu sau până când legumele sunt fragede.

Morcovi la gratar cu varza de Bruxelles

Conținut

10 buchețe de conopidă

10 bucăți varză de Bruxelles

1 morcov mare, decojit și tăiat pe lungime

materialul de pansament

6 linguri de ulei de măsline

sare de mare, dupa gust

3 linguri de otet de vin alb

1 lingurita maioneza fara ou

Marinați legumele în sos sau marinată timp de 15 până la 30 de minute.

Grill timp de 4 minute la foc mediu sau până când legumele sunt fragede.

Reteta de pastarnac si dovlecel la gratar

Conținut

1 pastarnac mare, curatat de coaja si taiat pe lungime

1 dovlecel mare, tăiat pe lungime în felii de ½ inch

2 cepe roșii mari, tăiate în rondele de ½ inch, dar nu tăiați în rondele individuale

Ingrediente marine:

6 linguri de ulei de măsline extravirgin

sare de mare, dupa gust

3 linguri de otet alb distilat

1 lingurita de mustar de Dijon

Marinați legumele în sos sau marinată timp de 15 până la 30 de minute.

Grill timp de 4 minute la foc mediu sau până când legumele sunt fragede.

Napi la gratar cu vinegreta orientala

Conținut

1 nap mare, decojit și tăiat pe lungime

2 ardei verzi, tăiați în jumătate

10 buchete de broccoli

materialul de pansament

6 linguri de ulei de susan

sare de mare, dupa gust

3 linguri de otet alb distilat

1 lingurita maioneza fara ou

Marinați legumele în sos sau marinată timp de 15 până la 30 de minute.

Grill timp de 4 minute la foc mediu sau până când legumele sunt fragede.

Morcovi la grătar, napi și portobello glazurați cu oțet balsamic

Conținut

1 morcov mare, decojit și tăiat pe lungime

1 nap mare, decojit și tăiat pe lungime

1 porumb, tăiat pe lungime

2 ciuperci Portobello, clătite și scurse

materialul de pansament

6 linguri de ulei de măsline extravirgin

sare de mare, dupa gust

3 linguri de otet balsamic

1 lingurita de mustar de Dijon

Marinați legumele în sos sau marinată timp de 15 până la 30 de minute.

Grill timp de 4 minute la foc mediu sau până când legumele sunt fragede.

Dovlecel și mango la grătar

Conținut

2 dovlecei mari, tăiați pe lungime și tăiați în jumătate

2 mango mari, tăiați pe lungime și însămânțați

materialul de pansament

6 linguri de ulei de susan

sare de mare, dupa gust

3 linguri de otet alb distilat

1 lingurita maioneza fara ou

Marinați legumele în sos sau marinată timp de 15 până la 30 de minute.

Grill timp de 4 minute la foc mediu sau până când legumele sunt fragede.

Pentru mango, puneți-l pe grătar până când începeți să vedeți pete maronii.

Porumb la grătar și fasole verde

Conținut

½ cană de porumb pentru copii

1 ananas mediu tăiat în felii de 1/2 inch

10 fasole verde

2 cepe roșii mari, tăiate în rondele de ½ inch, dar nu tăiați în rondele individuale

materialul de pansament

6 linguri de ulei de măsline

sare de mare, dupa gust

3 linguri de otet de vin alb

1 lingurita mustar englezesc

Marinați legumele în sos sau marinată timp de 15 până la 30 de minute.

Grill timp de 4 minute la foc mediu sau până când legumele sunt fragede.

Inima de anghinare la gratar si varza de Bruxelles

Conținut

½ cană inimioare de anghinare conservate

5 flori de broccoli

10 bucăți varză de Bruxelles

materialul de pansament

6 linguri de ulei de măsline

sare de mare, dupa gust

3 linguri de otet de vin alb

1 lingurita maioneza fara ou

Marinați legumele în sos sau marinată timp de 15 până la 30 de minute.

Grill timp de 4 minute la foc mediu sau până când legumele sunt fragede.

Ardei broccoli la gratar si varza de Bruxelles cu glazura de cidru de mere si miere

Conținut

10 buchete de broccoli

½ cană inimioare de anghinare conservate

10 varză de Bruxelles

materialul de pansament

6 linguri de ulei de măsline extravirgin

sare de mare, dupa gust

3 linguri de otet de mere

1 lingura. dragă

1 lingurita maioneza fara ou

Marinați legumele în sos sau marinată timp de 15 până la 30 de minute.

Grill timp de 4 minute la foc mediu sau până când legumele sunt fragede.

Reteta de ardei amestecati prajiti cu muguri de broccoli

Conţinut

1 ardei verde, tăiat în jumătate

1 ardei galben, tăiat în jumătate

1 ardei roşu, tăiat în jumătate

10 buchete de broccoli

Ingrediente marine:

6 linguri de ulei de măsline extravirgin

sare de mare, dupa gust

3 linguri de otet alb distilat

1 lingurita de mustar de Dijon

Marinaţi legumele în sos sau marinată timp de 15 până la 30 de minute.

Grill timp de 4 minute la foc mediu sau până când legumele sunt fragede.

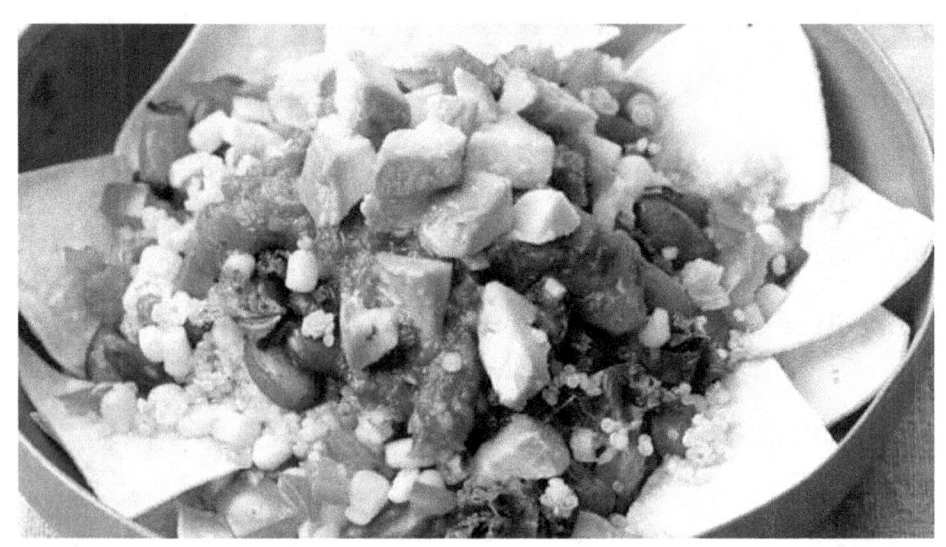

Vinete Prajite, Dovlecel Cu Diversi Ardei

Conținut

1 vinete mică, feliată pe lungime și tăiată în jumătate

1 dovlecel mic, feliat pe lungime și tăiat în jumătate

1 ardei verde, tăiat în jumătate

1 ardei galben, tăiat în jumătate

1 ardei roșu, tăiat în jumătate

materialul de pansament

6 linguri de ulei de susan

sare de mare, dupa gust

3 linguri de otet alb distilat

1 lingurita maioneza fara ou

Marinați legumele în sos sau marinată timp de 15 până la 30 de minute.

Grill timp de 4 minute la foc mediu sau până când legumele sunt fragede.

Portobello la gratar si ceapa rosie

Conținut

1 porumb, tăiat pe lungime

5 ciuperci Portobello, clătite și scurse

1 ceapă roșie medie, tăiată în rondele de ½ inch, dar nu în rondele individuale

materialul de pansament

6 linguri de ulei de măsline extravirgin

sare de mare, dupa gust

3 linguri de otet balsamic

1 lingurita de mustar de Dijon

Marinați legumele în sos sau marinată timp de 15 până la 30 de minute.

Grill timp de 4 minute la foc mediu sau până când legumele sunt fragede.

Porumb la gratar si ceapa rosie

Conținut

2 dovlecei mari, tăiați pe lungime în felii de ½ inch

2 cepe roșii mari, tăiate în rondele de ½ inch, dar nu tăiați în rondele individuale

1 porumb, tăiat pe lungime

materialul de pansament

6 linguri de ulei de susan

sare de mare, dupa gust

3 linguri de otet alb distilat

1 lingurita maioneza fara ou

Marinați legumele în sos sau marinată timp de 15 până la 30 de minute.

Grill timp de 4 minute la foc mediu sau până când legumele sunt fragede.

Varza de Bruxelles la gratar, conopida si sparanghel

Conținut

10 buchețe de conopidă

5 varză de Bruxelles

6 sparanghel

materialul de pansament

6 linguri de ulei de măsline

sare de mare, dupa gust

3 linguri de otet de vin alb

1 lingurita mustar englezesc

Marinați legumele în sos sau marinată timp de 15 până la 30 de minute.

Grill timp de 4 minute la foc mediu sau până când legumele sunt fragede.

Dovlecel la grătar, vinete Portobello și sparanghel

Conținut

3 piese. Portobello, clătit și scurs

2 vinete, feliate pe lungime și tăiate la jumătate

2 dovlecei, feliați pe lungime și tăiați la jumătate

6 sparanghel

materialul de pansament

6 linguri de ulei de susan

sare de mare, dupa gust

3 linguri de otet alb distilat

1 lingurita maioneza fara ou

Marinați legumele în sos sau marinată timp de 15 până la 30 de minute.

Grill timp de 4 minute la foc mediu sau până când legumele sunt fragede.

Reteta de ardei verzi prajiti, broccoli si sparanghel

Conținut

2 ardei verzi, tăiați în jumătate

5 buchete de broccoli

6 sparanghel

materialul de pansament

6 linguri de ulei de măsline extravirgin

sare de mare, dupa gust

3 linguri de otet de mere

1 lingura. dragă

1 lingurita maioneza fara ou

Marinați legumele în sos sau marinată timp de 15 până la 30 de minute.

Grill timp de 4 minute la foc mediu sau până când legumele sunt fragede.

Ciuperci Portobello și dovlecel la grătar

Conținut

2 dovlecei mari, tăiați pe lungime în felii de ½ inch

2 cepe roșii mari, tăiate în rondele de ½ inch, dar nu tăiați în rondele individuale

2 ciuperci portobello, tăiate în jumătate

Ingrediente marine:

6 linguri de ulei de măsline extravirgin

sare de mare, dupa gust

3 linguri de otet alb distilat

1 lingurita de mustar de Dijon

Marinați legumele în sos sau marinată timp de 15 până la 30 de minute.

Grill timp de 4 minute la foc mediu sau până când legumele sunt fragede.

Sparanghel la gratar, ananas si fasole verde

Conținut

10 buchete de broccoli

10 bucăți sparanghel

1 ananas mediu tăiat în felii de 1/2 inch

10 fasole verde

materialul de pansament

6 linguri de ulei de susan

sare de mare, dupa gust

3 linguri de otet alb distilat

1 lingurita maioneza fara ou

Marinați legumele în sos sau marinată timp de 15 până la 30 de minute.

Grill timp de 4 minute la foc mediu sau până când legumele sunt fragede.

Fasole verde și vinete la grătar

Conținut

2 vinete mari, tăiate în jumătate pe lungime

2 dovlecei mari, tăiați pe lungime și tăiați în jumătate

10 fasole verde

materialul de pansament

6 linguri de ulei de măsline extravirgin

sare de mare, dupa gust

3 linguri de otet balsamic

1 lingurita de mustar de Dijon

Marinați legumele în sos sau marinată timp de 15 până la 30 de minute.

Grill timp de 4 minute la foc mediu sau până când legumele sunt fragede.

Sparanghel la grătar și broccoli

Conținut

Tripa, tăiată pe lungime

5 ciuperci Portobello, clătite și scurse

8 sparanghel

materialul de pansament

6 linguri de ulei de susan

sare de mare, dupa gust

3 linguri de otet alb distilat

1 lingurita maioneza fara ou

Marinați legumele în sos sau marinată timp de 15 până la 30 de minute.

Grill timp de 4 minute la foc mediu sau până când legumele sunt fragede.

Conopidă prăjită și varză de Bruxelles

Conținut

10 buchețe de conopidă

10 bucăți varză de Bruxelles

10 buchete de broccoli

10 bucăți sparanghel

materialul de pansament

6 linguri de ulei de măsline

sare de mare, dupa gust

3 linguri de otet de vin alb

1 lingurita mustar englezesc

Marinați legumele în sos sau marinată timp de 15 până la 30 de minute.

Grill timp de 4 minute la foc mediu sau până când legumele sunt fragede.

Broccoli la gratar si buchetele de broccoli

Conținut

2 ardei verzi, tăiați în jumătate

5 buchete de broccoli

5 flori de broccoli

materialul de pansament

6 linguri de ulei de susan

sare de mare, dupa gust

3 linguri de otet alb distilat

1 lingurita maioneza fara ou

Marinați legumele în sos sau marinată timp de 15 până la 30 de minute.

Grill timp de 4 minute la foc mediu sau până când legumele sunt fragede.

Dovlecel la grătar Ceapă roșie Broccoli Flori și sparanghel

Conținut

2 dovlecei mari, tăiați pe lungime în felii de ½ inch

2 cepe roșii mari, tăiate în rondele de ½ inch, dar nu tăiați în rondele individuale

10 buchete de broccoli

10 bucăți sparanghel

materialul de pansament

6 linguri de ulei de măsline extravirgin

sare de mare, dupa gust

3 linguri de otet de mere

1 lingura. dragă

1 lingurita maioneza fara ou

Marinați legumele în sos sau marinată timp de 15 până la 30 de minute.

Grill timp de 4 minute la foc mediu sau până când legumele sunt fragede.

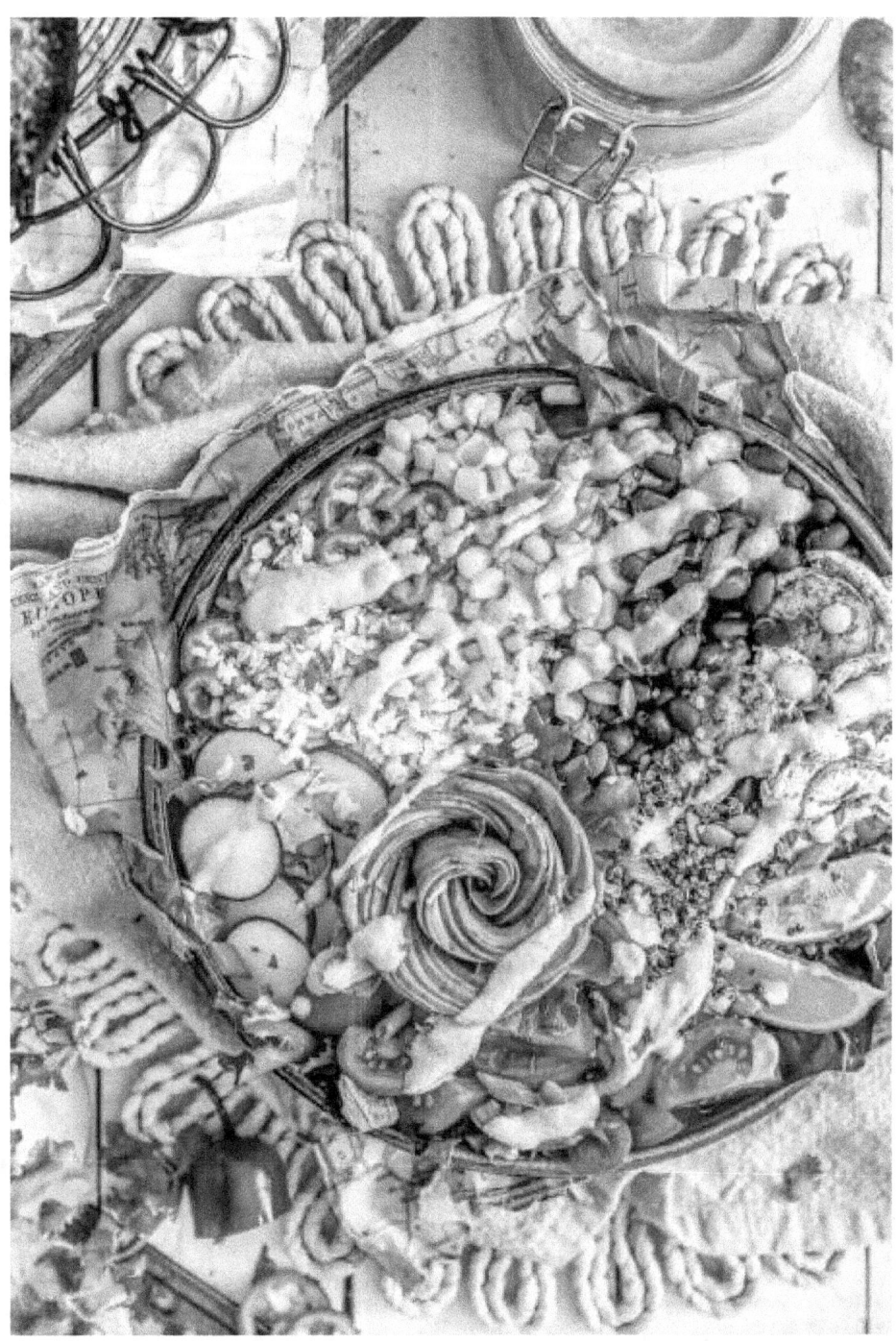

Fasole verde prăjită Sparanghel Broccoli Flori și ananas

Conținut

10 buchete de broccoli

10 bucăți sparanghel

1 ananas mediu tăiat în felii de 1/2 inch

10 fasole verde

Ingrediente marine:

6 linguri de ulei de măsline extravirgin

sare de mare, dupa gust

3 linguri de otet alb distilat

1 lingurita de mustar de Dijon

Marinați legumele în sos sau marinată timp de 15 până la 30 de minute.

Grill timp de 4 minute la foc mediu sau până când legumele sunt fragede.

Fasole Edamame prăjită

Conținut

10 fasole edamame

10 buchețe de conopidă

10 bucăți varză de Bruxelles

materialul de pansament

6 linguri de ulei de măsline

sare de mare, dupa gust

3 linguri de otet de vin alb

1 lingurita maioneza fara ou

Marinați legumele în sos sau marinată timp de 15 până la 30 de minute.

Grill timp de 4 minute la foc mediu sau până când legumele sunt fragede.

Bame la grătar, dovlecel și ceapă roșie

Conținut

5 bame

2 dovlecei mari, tăiați pe lungime în felii de ½ inch

2 cepe roșii mari, tăiate în rondele de ½ inch, dar nu tăiați în rondele individuale

materialul de pansament

6 linguri de ulei de măsline extravirgin

sare de mare, dupa gust

3 linguri de otet balsamic

1 lingurita de mustar de Dijon

Marinați legumele în sos sau marinată timp de 15 până la 30 de minute.

Grill timp de 4 minute la foc mediu sau până când legumele sunt fragede.

Păstârnac și dovlecel la grătar

Conținut

1 păstârnac mare, tăiat pe lungime

2 dovlecei mari, tăiați pe lungime în felii de ½ inch

2 cepe roșii mari, tăiate în rondele de ½ inch, dar nu tăiați în rondele individuale

2 linguri. ulei de măsline extra virgin

2 linguri. amestec de dressing de fermă

Marinați legumele în sos sau marinată timp de 15 până la 30 de minute.

Grill timp de 4 minute la foc mediu sau până când legumele sunt fragede.

Păstârnac la grătar și bame

Conținut

1 păstârnac mare, tăiat pe lungime

5 bame

2 vinete mari, tăiate în jumătate pe lungime

2 dovlecei mari, tăiați pe lungime și tăiați în jumătate

materialul de pansament

6 linguri de ulei de măsline

sare de mare, dupa gust

3 linguri de otet de vin alb

1 lingurita mustar englezesc

Marinați legumele în sos sau marinată timp de 15 până la 30 de minute.

Grill timp de 4 minute la foc mediu sau până când legumele sunt fragede.

Broccoli la grătar Păstârnac Okra și sparanghel

Conținut

5 buchete de broccoli

1 păstârnac mare, tăiat pe lungime

5 bame

3 piese. Sparanghel

Tripa, tăiată pe lungime

2 ciuperci Portobello, clătite și scurse

Ingrediente marine:

6 linguri de ulei de măsline extravirgin

sare de mare, dupa gust

3 linguri de otet alb distilat

1 lingurita de mustar de Dijon

Marinați legumele în sos sau marinată timp de 15 până la 30 de minute.

Grill timp de 4 minute la foc mediu sau până când legumele sunt fragede.

Napi și ardei la grătar

Conținut

1 nap mare, tăiat pe lungime

2 ardei verzi, tăiați în jumătate

10 buchete de broccoli

materialul de pansament

6 linguri de ulei de măsline extravirgin

sare de mare, dupa gust

3 linguri de otet de mere

1 lingura. dragă

1 lingurita maioneza fara ou

Marinați legumele în sos sau marinată timp de 15 până la 30 de minute.

Grill timp de 4 minute la foc mediu sau până când legumele sunt fragede.

Conopida si broccoli la gratar

Conținut

10 buchețe de conopidă

10 bucăți varză de Bruxelles

10 buchete de broccoli

10 bucăți sparanghel

materialul de pansament

6 linguri de ulei de susan

sare de mare, dupa gust

3 linguri de otet alb distilat

1 lingurita maioneza fara ou

Marinați legumele în sos sau marinată timp de 15 până la 30 de minute.

Grill timp de 4 minute la foc mediu sau până când legumele sunt fragede.

Napi și ananas la grătar

Conținut

1 nap mare, tăiat pe lungime

1 ananas mediu tăiat în felii de 1/2 inch

10 fasole verde

materialul de pansament

6 linguri de ulei de susan

sare de mare, dupa gust

3 linguri de otet alb distilat

1 lingurita maioneza fara ou

Marinați legumele în sos sau marinată timp de 15 până la 30 de minute.

Grill timp de 4 minute la foc mediu sau până când legumele sunt fragede.

Păstârnac și dovlecel la grătar

Conținut

1 păstârnac mare, tăiat pe lungime

2 dovlecei mari, tăiați pe lungime în felii de ½ inch

2 cepe roșii mari, tăiate în rondele de ½ inch, dar nu tăiați în rondele individuale

materialul de pansament

6 linguri de ulei de măsline

sare de mare, dupa gust

3 linguri de otet de vin alb

1 lingurita maioneza fara ou

Marinați legumele în sos sau marinată timp de 15 până la 30 de minute.

Grill timp de 4 minute la foc mediu sau până când legumele sunt fragede.

Napi la gratar, ceapa rosie si pastarnac

Conținut

1 nap mare, tăiat pe lungime

1 păstârnac mare, tăiat pe lungime

1 dovlecel mare, tăiat pe lungime în felii de ½ inch

2 cepe roșii mici, tăiate în rondele de ½ inch, dar nu tăiați în rondele individuale

materialul de pansament

6 linguri de ulei de măsline extravirgin

sare de mare, dupa gust

3 linguri de otet balsamic

1 lingurita de mustar de Dijon

Marinați legumele în sos sau marinată timp de 15 până la 30 de minute.

Grill timp de 4 minute la foc mediu sau până când legumele sunt fragede.

Morcovi la grătar, păstârnac și broccoli

Conținut

1 morcov mare, tăiat pe lungime

1 păstârnac mare, tăiat pe lungime

10 buchete de broccoli

10 bucăți sparanghel

10 fasole verde

materialul de pansament

6 linguri de ulei de măsline

sare de mare, dupa gust

3 linguri de otet de vin alb

1 lingurita mustar englezesc

Marinați legumele în sos sau marinată timp de 15 până la 30 de minute.

Grill timp de 4 minute la foc mediu sau până când legumele sunt fragede.

Flori de sparanghel la gratar si broccoli

Conținut

10 buchete de broccoli

10 bucăți sparanghel

Tripa, tăiată pe lungime

5 ciuperci Portobello, clătite și scurse

Ingrediente marine:

6 linguri de ulei de măsline extravirgin

sare de mare, dupa gust

3 linguri de otet alb distilat

1 lingurita de mustar de Dijon

Marinați legumele în sos sau marinată timp de 15 până la 30 de minute.

Grill timp de 4 minute la foc mediu sau până când legumele sunt fragede.

Conopida la gratar si porumb pentru bebelusi

Conținut

10 buchețe de conopidă

½ cană de porumb pentru copii la conserva

10 bucăți varză de Bruxelles

materialul de pansament

6 linguri de ulei de măsline extravirgin

sare de mare, dupa gust

3 linguri de otet de mere

1 lingura. dragă

1 lingurita maioneza fara ou

Marinați legumele în sos sau marinată timp de 15 până la 30 de minute.

Grill timp de 4 minute la foc mediu sau până când legumele sunt fragede.

Inima de anghinare la gratar si floare de broccoli

Conținut

½ cană inimioare de anghinare conservate

10 buchete de broccoli

materialul de pansament

6 linguri de ulei de susan

sare de mare, dupa gust

3 linguri de otet alb distilat

1 lingurita maioneza fara ou

Marinați legumele în sos sau marinată timp de 15 până la 30 de minute.

Grill timp de 4 minute la foc mediu sau până când legumele sunt fragede.

Morcovi și vinete la grătar

Conținut

5 morcovi mici

2 vinete mari, tăiate în jumătate pe lungime

2 dovlecei mari, tăiați pe lungime și tăiați în jumătate

materialul de pansament

6 linguri de ulei de susan

sare de mare, dupa gust

3 linguri de otet alb distilat

1 lingurita maioneza fara ou

Marinați legumele în sos sau marinată timp de 15 până la 30 de minute.

Grill timp de 4 minute la foc mediu sau până când legumele sunt fragede.

Morcovi și dovlecei la grătar

Conținut

7 morcovi mici

2 dovlecei mari, tăiați pe lungime în felii de ½ inch

2 cepe roșii mari, tăiate în rondele de ½ inch, dar nu tăiați în rondele individuale

materialul de pansament

6 linguri de ulei de măsline

sare de mare, dupa gust

3 linguri de otet de vin alb

1 lingurita maioneza fara ou

Marinați legumele în sos sau marinată timp de 15 până la 30 de minute.

Grill timp de 4 minute la foc mediu sau până când legumele sunt fragede.

Porumb prăjit, tripă pentru copii și sparanghel

Conținut

10 spice mici de porumb

10 bucăți sparanghel

Tripa, tăiată pe lungime

materialul de pansament

6 linguri de ulei de măsline extravirgin

sare de mare, dupa gust

3 linguri de otet balsamic

1 lingurita de mustar de Dijon

Marinați legumele în sos sau marinată timp de 15 până la 30 de minute.

Grill timp de 4 minute la foc mediu sau până când legumele sunt fragede.

Baby morcovi și inimioare de anghinare la grătar

Conținut

1 cană inimioare de anghinare conservate

2 dovlecei mari, tăiați pe lungime în felii de ½ inch

8 morcovi mici

materialul de pansament

6 linguri de ulei de măsline

sare de mare, dupa gust

3 linguri de otet de vin alb

1 lingurita mustar englezesc

Marinați legumele în sos sau marinată timp de 15 până la 30 de minute.

Grill timp de 4 minute la foc mediu sau până când legumele sunt fragede.

Fasole verde la gratar cu inima de ananas si anghinare

Conținut

1 ananas mediu tăiat în felii de 1/2 inch

10 fasole verde

1 cană inimioare de anghinare conservate

Ingrediente marine:

6 linguri de ulei de măsline extravirgin

sare de mare, dupa gust

3 linguri de otet alb distilat

1 lingurita de mustar de Dijon

Marinați legumele în sos sau marinată timp de 15 până la 30 de minute.

Grill timp de 4 minute la foc mediu sau până când legumele sunt fragede.

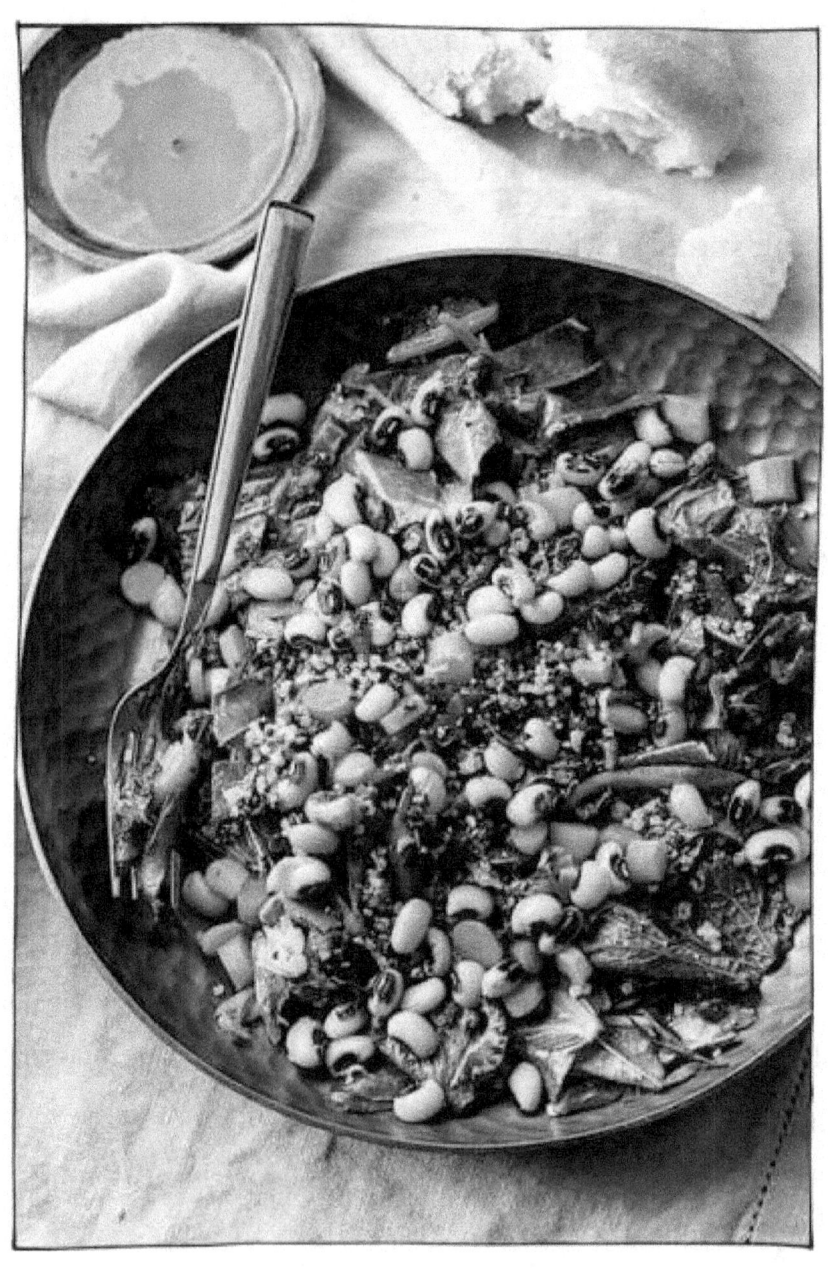

Broccoli la gratar si morcovi pui

Conținut

10 buchete de broccoli

10 bucăți de morcovi mici

2 dovlecei mari, tăiați pe lungime în felii de ½ inch

2 cepe roșii mari, tăiate în rondele de ½ inch, dar nu tăiați în rondele individuale

materialul de pansament

6 linguri de ulei de măsline

sare de mare, dupa gust

3 linguri de otet de vin alb

1 lingurita maioneza fara ou

Marinați legumele în sos sau marinată timp de 15 până la 30 de minute.

Grill timp de 4 minute la foc mediu sau până când legumele sunt fragede.

Flori mici simple de porumb și conopidă la grătar

Conținut

10 bucăți de porumb mic

10 buchețe de conopidă

10 bucăți varză de Bruxelles

materialul de pansament

6 linguri de ulei de măsline extravirgin

sare de mare, dupa gust

3 linguri de otet de mere

1 lingura. dragă

1 lingurita maioneza fara ou

Marinați legumele în sos sau marinată timp de 15 până la 30 de minute.

Grill timp de 4 minute la foc mediu sau până când legumele sunt fragede.

Morcovi și ardei prăjiți

Conținut

8 morcovi mici

2 ardei verzi, tăiați în jumătate

10 buchete de broccoli

materialul de pansament

6 linguri de ulei de susan

sare de mare, dupa gust

3 linguri de otet alb distilat

1 lingurita maioneza fara ou

Marinați legumele în sos sau marinată timp de 15 până la 30 de minute.

Grill timp de 4 minute la foc mediu sau până când legumele sunt fragede.

Porumb la grătar, inimioare de anghinare și vinete

Conținut

½ cană de porumb pentru copii la conserva

½ cană inimioare de anghinare conservate

2 vinete mari, tăiate în jumătate pe lungime

materialul de pansament

6 linguri de ulei de măsline

sare de mare, dupa gust

3 linguri de otet de vin alb

1 lingurita maioneza fara ou

Marinați legumele în sos sau marinată timp de 15 până la 30 de minute.

Grill timp de 4 minute la foc mediu sau până când legumele sunt fragede.

Morcovi pui la gratar si ceapa rosie

Conținut

½ cană de morcovi pui

2 dovlecei mari, tăiați pe lungime în felii de ½ inch

2 cepe roșii mari, tăiate în rondele de ½ inch, dar nu tăiați în rondele individuale

materialul de pansament

6 linguri de ulei de măsline extravirgin

sare de mare, dupa gust

3 linguri de otet balsamic

1 lingurita de mustar de Dijon

Marinați legumele în sos sau marinată timp de 15 până la 30 de minute.

Grill timp de 4 minute la foc mediu sau până când legumele sunt fragede.

Sparanghel cu broccoli la gratar si ciuperci Portobello

Conținut

10 buchete de broccoli

10 bucăți sparanghel

Tripa, tăiată pe lungime

5 ciuperci Portobello, clătite și scurse

materialul de pansament

6 linguri de ulei de susan

sare de mare, dupa gust

3 linguri de otet alb distilat

1 lingurita maioneza fara ou

Marinați legumele în sos sau marinată timp de 15 până la 30 de minute.

Grill timp de 4 minute la foc mediu sau până când legumele sunt fragede.

Inima de anghinare la gratar

Conținut

1 cană inimioare de anghinare conservate

2 cepe roșii mari, tăiate în rondele de ½ inch, dar nu tăiați în rondele individuale

materialul de pansament

6 linguri de ulei de măsline

sare de mare, dupa gust

3 linguri de otet de vin alb

1 lingurita mustar englezesc

Marinați legumele în sos sau marinată timp de 15 până la 30 de minute.

Grill timp de 4 minute la foc mediu sau până când legumele sunt fragede.

Morcovi și ciuperci la grătar

Conținut

10 bucăți de morcovi mici

1 cană de ciuperci conservate

materialul de pansament

6 linguri de ulei de măsline

sare de mare, dupa gust

3 linguri de otet de vin alb

1 lingurita maioneza fara ou

Marinați legumele în sos sau marinată timp de 15 până la 30 de minute.

Grill timp de 4 minute la foc mediu sau până când legumele sunt fragede.

Inimă de anghinare la grătar și sparanghel

Conținut

½ cană inimioare de anghinare conservate

10 buchete de broccoli

10 bucăți sparanghel

materialul de pansament

6 linguri de ulei de măsline extravirgin

sare de mare, dupa gust

3 linguri de otet de mere

1 lingura. dragă

1 lingurita maioneza fara ou

Marinați legumele în sos sau marinată timp de 15 până la 30 de minute.

Grill timp de 4 minute la foc mediu sau până când legumele sunt fragede.

dovlecel la grătar

Conținut

2 dovlecei mari, tăiați pe lungime în felii de ½ inch

materialul de pansament

6 linguri de ulei de măsline

sare de mare, dupa gust

3 linguri de otet de vin alb

1 lingurita maioneza fara ou

Marinați legumele în sos sau marinată timp de 15 până la 30 de minute.

Grill timp de 4 minute la foc mediu sau până când legumele sunt fragede.

Vinete prajite cu glazura balsamic

Conținut

2 vinete mari, tăiate în jumătate pe lungime

materialul de pansament

6 linguri de ulei de măsline extravirgin

sare de mare, dupa gust

3 linguri de otet balsamic

1 lingurita de mustar de Dijon

Marinați legumele în sos sau marinată timp de 15 până la 30 de minute.

Grill timp de 4 minute la foc mediu sau până când legumele sunt fragede.

Salata verde si rosii la gratar

Conținut

10 buchete de broccoli

10 bucăți varză de Bruxelles

10 bucăți sparanghel

1 legătură de frunze de salată verde

2 morcovi medii, tăiați în jumătate pe lungime

4 roșii mari, feliate groase

Material pansament:

6 linguri de ulei de măsline extravirgin

1 lingurita praf de ceapa

sare de mare, dupa gust

3 linguri de otet alb distilat

1 lingurita de mustar de Dijon

Se amestecă bine toate ingredientele pentru vinaigretă.

Preîncălziți grătarul la minim și ungeți grătarele.

Legumele la grătar timp de 12 minute pe fiecare parte până se înmoaie o dată.

Ungeți cu ingrediente pentru marinată/sos

Dovlecei și ardei la grătar

Conținut

1 kilogram de dovlecel, tăiați pe lungime în bețișoare mai scurte

1 kg de ardei verde, tăiat în fâșii largi

1 ceapă roșie mare, feliată grosime de 1/2 inch

1/3 cana patrunjel italian sau busuioc, tocat marunt

materialul de pansament

6 linguri de ulei de măsline

1 lingurita praf de usturoi

1 lingurita praf de ceapa

sare de mare, dupa gust

3 linguri de otet de vin alb

1 lingurita mustar englezesc

Se amestecă bine toate ingredientele pentru vinaigretă.

Preîncălziți grătarul la minim și ungeți grătarele.

Legumele la grătar timp de 12 minute pe fiecare parte până se înmoaie o dată.

Ungeți cu ingrediente pentru marinată/sos

Vinete prajite si ceapa rosie

Conținut

1 kilogram de vinete, tăiate pe lungime în bețișoare mai scurte

1 kg de ardei verde, tăiat în fâșii largi

1 ceapă roșie mare, feliată grosime de 1/2 inch

1/3 cana patrunjel italian sau busuioc, tocat marunt

Material pansament:

6 linguri de ulei de măsline extravirgin

1 lingurita praf de ceapa

sare de mare, dupa gust

3 linguri de otet alb distilat

1 lingurita de mustar de Dijon

Se amestecă bine toate ingredientele pentru vinaigretă.

Preîncălziți grătarul la minim și ungeți grătarele.

Legumele la grătar timp de 12 minute pe fiecare parte până se înmoaie o dată.

Ungeți cu ingrediente pentru marinată/sos

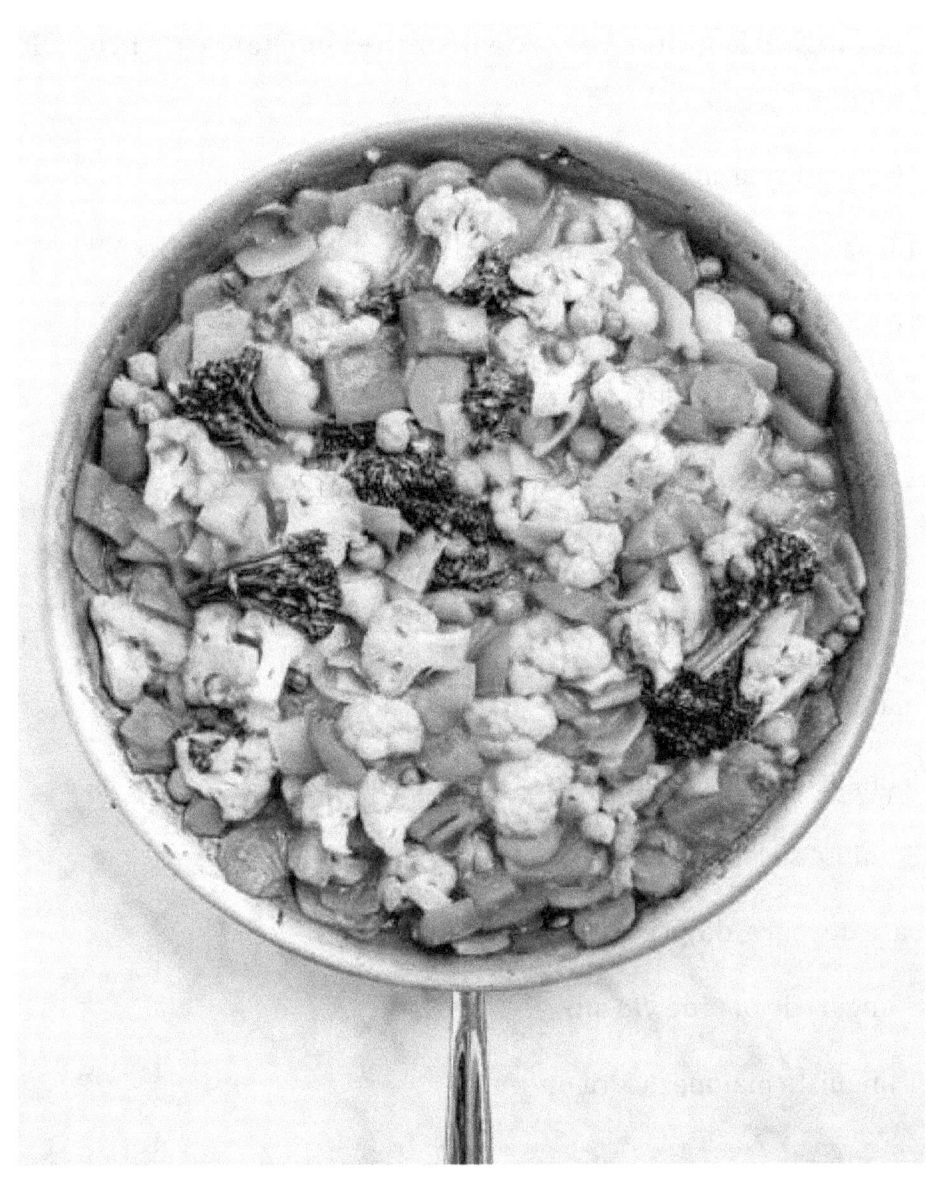

Sparanghel la gratar Varza de Bruxelles Buchetele de broccoli

Conținut

10 bucăți sparanghel

1 legătură de frunze de salată verde

10 buchete de broccoli

10 bucăți varză de Bruxelles

2 morcovi medii, tăiați în jumătate pe lungime

4 roșii mari, feliate groase

materialul de pansament

6 linguri de ulei de măsline

3 liniute sos tabasco iute

sare de mare, dupa gust

3 linguri de otet de vin alb

1 lingurita maioneza fara ou

Se amestecă bine toate ingredientele pentru vinaigretă.

Preîncălziți grătarul la minim și ungeți grătarele.

Legumele la grătar timp de 12 minute pe fiecare parte până se înmoaie o dată.

Ungeți cu ingrediente pentru marinată/sos

Dovlecel la grătar într-o glazură de cidru de mere și miere

Conținut

1 kilogram de dovlecel, tăiați pe lungime în bețișoare mai scurte

1 kg de ardei verde, tăiat în fâșii largi

1 ceapă roșie mare, feliată grosime de 1/2 inch

1/3 cana patrunjel italian sau busuioc, tocat marunt

materialul de pansament

6 linguri de ulei de măsline extravirgin

sare de mare, dupa gust

3 linguri de otet de mere

1 lingura. dragă

1 lingurita maioneza fara ou

Se amestecă bine toate ingredientele pentru vinaigretă.

Preîncălziți grătarul la minim și ungeți grătarele.

Legumele la grătar timp de 12 minute pe fiecare parte până se înmoaie o dată.

Ungeți cu ingrediente pentru marinată/sos

Dovlecel la grătar, inimioare de anghinare și ceapă roșie

Conținut

1/2 kilogram de dovlecel, tăiat pe lungime în bețe mai scurte

½ cană inimioare de anghinare conservate

1 kg de ardei verde, tăiat în fâșii largi

1 ceapă roșie mare, feliată grosime de 1/2 inch

1/3 cana patrunjel italian sau busuioc, tocat marunt

materialul de pansament

6 linguri de ulei de măsline extravirgin

sare de mare, dupa gust

3 linguri de otet balsamic

1 lingurita de mustar de Dijon

Se amestecă bine toate ingredientele pentru vinaigretă.

Preîncălziți grătarul la minim și ungeți grătarele.

Legumele la grătar timp de 12 minute pe fiecare parte până se înmoaie o dată.

Ungeți cu ingrediente pentru marinată/sos

Dovlecei la grătar și buchețele de broccoli

Conținut

1 kilogram de dovlecel, tăiați pe lungime în bețișoare mai scurte

1 kg de ardei verde, tăiat în fâșii largi

10 buchete de broccoli

10 bucăți varză de Bruxelles

1 ceapă roșie mare, feliată grosime de 1/2 inch

1/3 cana patrunjel italian sau busuioc, tocat marunt

materialul de pansament

6 linguri de ulei de măsline

1 lingurita praf de usturoi

1 lingurita praf de ceapa

sare de mare, dupa gust

3 linguri de otet de vin alb

1 lingurita mustar englezesc

Se amestecă bine toate ingredientele pentru vinaigretă.

Preîncălziți grătarul la minim și ungeți grătarele.

Legumele la grătar timp de 12 minute pe fiecare parte până se înmoaie o dată.

Ungeți cu ingrediente pentru marinată/sos

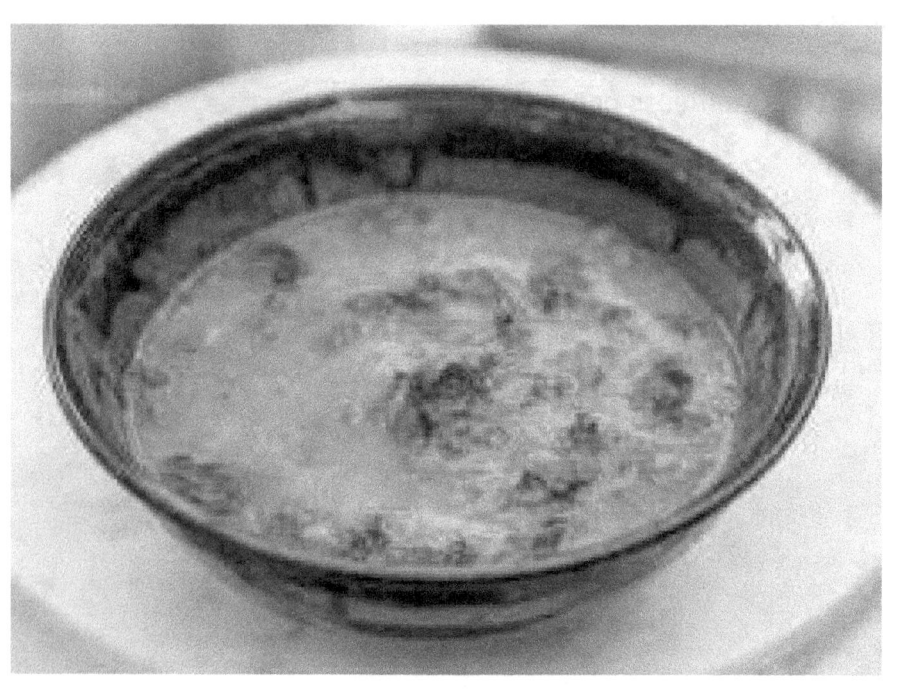

Salată thailandeză de salată verde cu unt de arahide

Conținut:
8 uncii de brânză vegană

6 până la 7 căni de salată verde, 3 buchete, tăiate

1/4 castravete, tăiat în jumătate pe lungime, apoi feliat subțire

3 linguri de arpagic tăiat fâșii

16 roșii cherry

1/2 cană alune

1/4 ceapa alba taiata felii

Piper si sare dupa gust

Bandaj
1 șalotă mică, tocată

2 linguri otet alb distilat

1/4 cană ulei de susan

1 lingura. Sos chili thailandez cu usturoi

Teme pentru acasă
Combinați toate ingredientele pentru vinaigretă într-un robot de bucătărie.

Se amestecă cu restul ingredientelor și se amestecă bine.

Salata verde, ceapa si arahide

Conținut:
7 cani de salata verde, 3 ciorchini, tuns
1/4 castraveți european sau fără semințe, tăiați în jumătate pe lungime, apoi feliați subțiri
3 linguri de arpagic tocat sau ras
16 struguri
1/2 cană alune
1/4 ceapă, feliată
Piper si sare dupa gust
6 uncii de brânză vegană

Bandaj
1 crenguță de pătrunjel tocat
1 lingura otet alb distilat
1/4 lămâie, suc, aproximativ 2 lingurițe
1/4 cană ulei de măsline extravirgin

Teme pentru acasă
Combinați toate ingredientele pentru vinaigretă într-un robot de bucătărie.

Se amestecă cu restul ingredientelor și se amestecă bine.

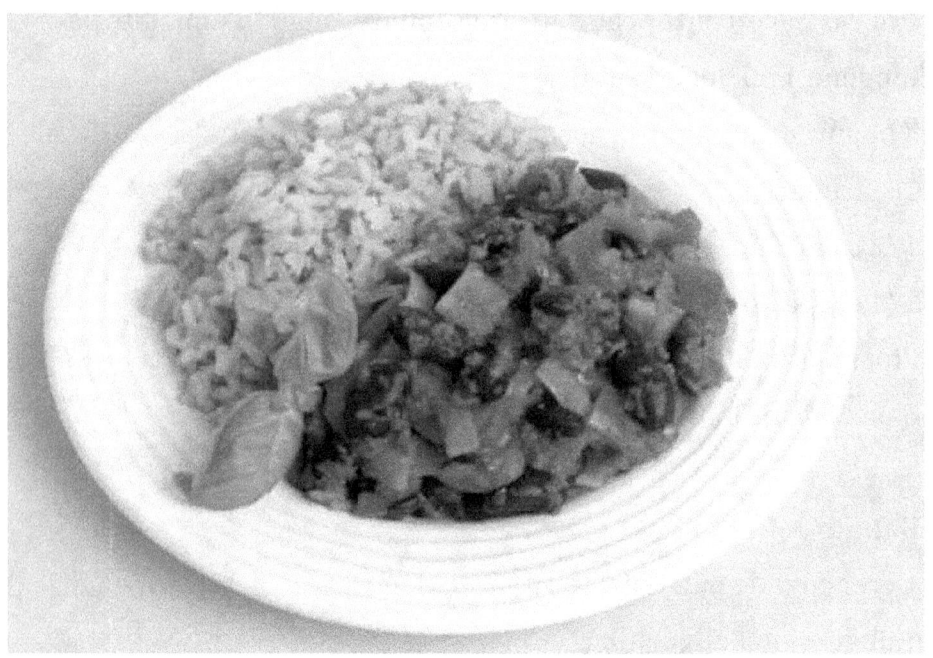

Salată verde, migdale și cremă de brânză vegană

Conținut:
7 căni de salată verde, 3 ciorchini, tăiate

½ castravete, tăiat în jumătate pe lungime, apoi tăiat în felii subțiri

3 linguri de arpagic tocat sau ras

16 roșii cherry

1/2 cană migdale feliate

1/4 ceapă roșie, feliată

Piper si sare dupa gust

7 uncii cremă de brânză vegană

Bandaj
1 șalotă mică, tocată

1 lingura otet alb distilat

1/4 lămâie, suc, aproximativ 2 lingurițe

1/4 cană ulei de măsline extravirgin

1 lingura. Sos Chimichurri

Teme pentru acasă
Combinați toate ingredientele pentru vinaigretă într-un robot de bucătărie.

Se amestecă cu restul ingredientelor și se amestecă bine.

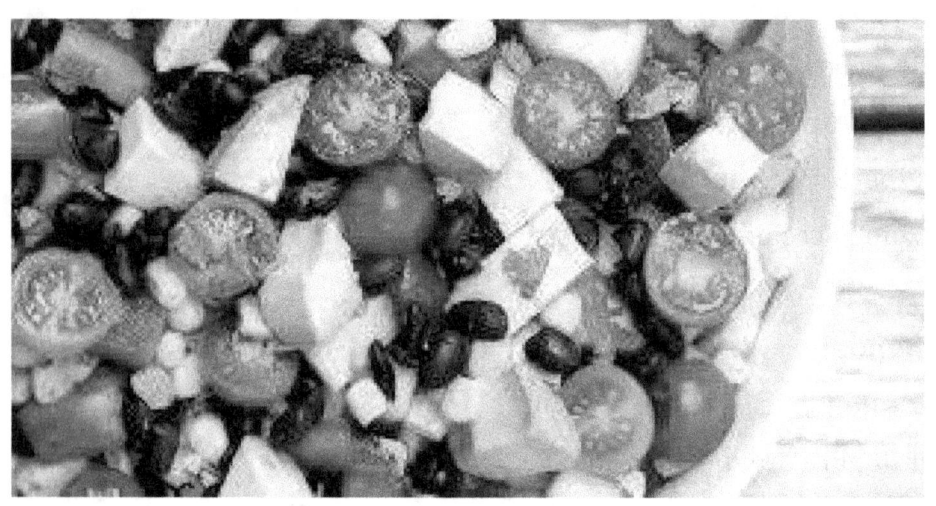

Salată Boston și salată de roșii

Conținut:
6 până la 7 căni de salată Boston, 3 ciorchini, tăiate

1/4 castravete, tăiat în jumătate pe lungime, apoi feliat subțire

3 linguri de arpagic tocat sau ras

16 roșii cherry

1/2 cană migdale feliate

1/4 ceapă roșie, feliată

Piper si sare dupa gust

5 uncii de brânză vegană

Bandaj
1 crenguță de pătrunjel tocat

1 lingura otet alb distilat

1/4 lămâie, suc, aproximativ 2 lingurițe

1/4 cană ulei de măsline extravirgin

Teme pentru acasă
Combinați toate ingredientele pentru vinaigretă într-un robot de bucătărie.

Se amestecă cu restul ingredientelor și se amestecă bine.

Salata verde si rosii cu vinegreta de coriandru

Conținut:

6 până la 7 căni de salată verde răcită, 3 buchete, tăiate

1/4 castravete, tăiat în jumătate pe lungime, apoi feliat subțire

3 linguri de arpagic tocat sau ras

16 roșii cherry

1/2 cană migdale feliate

1/4 ceapa alba taiata felii

Piper si sare dupa gust

8 uncii de brânză vegană

Bandaj

1 crenguță de coriandru, tocată

1 lingura otet alb distilat

1/4 lămâie, suc, aproximativ 2 lingurițe

1/4 cană ulei de măsline extravirgin

Teme pentru acasă

Combinați toate ingredientele pentru vinaigretă într-un robot de bucătărie.

Se amestecă cu restul ingredientelor și se amestecă bine.

Salata mixta de legume si migdale

Conținut:
7 căni de verdeață amestecată, 3 pachete, tăiate

1/4 castravete, tăiat în jumătate pe lungime, apoi feliat subțire

3 linguri de arpagic tocat sau ras

16 roșii cherry

1/2 cană migdale feliate

1/4 ceapa alba taiata felii

Piper si sare dupa gust

8 uncii de brânză vegană

Bandaj
1 lingura otet alb distilat

1/4 lămâie, suc, aproximativ 2 lingurițe

1/4 cană ulei de măsline extravirgin

1 lingurita mustar englezesc

Teme pentru acasă
Combinați toate ingredientele pentru vinaigretă într-un robot de bucătărie.

Se amestecă cu restul ingredientelor și se amestecă bine.

Arpagic vegan și salată de ricotta

Conținut:

6 până la 7 căni de cervil, 3 ciorchini, tăiate

1/4 castravete, tăiat în jumătate pe lungime, apoi feliat subțire

16 struguri

1/2 cană migdale feliate

1/4 ceapa alba taiata felii

Piper si sare dupa gust

8 uncii ricotta tofu (tofitti)

Bandaj

1 lingura otet alb distilat

1/4 lămâie, suc, aproximativ 2 lingurițe

1/4 cană ulei de măsline extravirgin

1 lingura. Sos Chimichurri

Teme pentru acasă

Combinați toate ingredientele pentru vinaigretă într-un robot de bucătărie.

Se amestecă cu restul ingredientelor și se amestecă bine.

Salata verde cu nuca si parmezan vegan

Conținut:

6 până la 7 căni de salată verde, 3 ciorchini, tăiate

1/4 castravete, tăiat în jumătate pe lungime, apoi feliat subțire

3 linguri de arpagic tocat sau ras

16 roșii, tăiate în jumătate

1/2 cană nuci

1/4 ceapă roșie, feliată

Piper si sare dupa gust

Brânză parmezan vegană (Angel Food)

Bandaj

1 lingura otet alb distilat

1/4 lămâie, suc, aproximativ 2 lingurițe

1/4 cană ulei de măsline extravirgin

1 lingurita maioneza fara ou

Teme pentru acasă

Combinați toate ingredientele pentru vinaigretă într-un robot de bucătărie.

Se amestecă cu restul ingredientelor și se amestecă bine.

Salată vegană cu tomatillo și ricotta

Conținut:

6 până la 7 căni de cicoare, 3 ciorchini, tăiate

1/4 castravete, tăiat în jumătate pe lungime, apoi feliat subțire

3 linguri de arpagic tocat sau ras

16 tomate verzi, tăiate în jumătate

1/2 cană migdale feliate

1/4 ceapa alba taiata felii

Piper si sare dupa gust

8 uncii ricotta tofu (tofitti)

Bandaj

1 lingura otet alb distilat

1/4 lămâie, suc, aproximativ 2 lingurițe

1/4 cană ulei de măsline extravirgin

1 lingurita de mustar de Dijon

Teme pentru acasă

Combinați toate ingredientele pentru vinaigretă într-un robot de bucătărie.

Se amestecă cu restul ingredientelor și se amestecă bine.

Salată vegană de roșii și varză cu parmezan

Conținut:
6 până la 7 căni de salată verde, 3 buchete, tăiate

1/4 castravete, tăiat în jumătate pe lungime, apoi feliat subțire

3 linguri de arpagic tocat sau ras

16 roșii cherry

1/2 cană migdale feliate

1/4 ceapa alba taiata felii

Piper si sare dupa gust

Brânză parmezan vegană (Angel Food)

Bandaj
1 crenguță de coriandru, tocată

1 lingura otet alb distilat

1/4 lămâie, suc, aproximativ 2 lingurițe

1/4 cană ulei de măsline extravirgin

1 lingurita maioneza fara ou

Teme pentru acasă
Combinați toate ingredientele pentru vinaigretă într-un robot de bucătărie.

Se amestecă cu restul ingredientelor și se amestecă bine.

Salata de rosii cu spanac si migdale

Conţinut:
6 până la 7 căni de salată verde cu spanac, 3 mănunchiuri, tăiate
1/4 castravete, tăiat în jumătate pe lungime, apoi feliat subțire
3 linguri de arpagic tocat sau ras
16 roşii, tăiate în jumătate
1/2 cană migdale feliate
1/4 ceapa alba taiata felii
Piper si sare dupa gust
8 uncii de brânză vegană

Bandaj
1 crenguţă de coriandru, tocată
1 lingura otet alb distilat
1/4 lămâie, suc, aproximativ 2 linguriţe
1/4 cană ulei de măsline extravirgin
1 lingurita mustar englezesc

Teme pentru acasă

Combinați toate ingredientele pentru vinaigretă într-un robot de bucătărie.

Se amestecă cu restul ingredientelor și se amestecă bine.

Salată de varză și roșii

Conținut:

6 până la 7 căni de kale, 3 pachete, tăiate

1/4 castravete, tăiat în jumătate pe lungime, apoi feliat subțire

3 linguri de arpagic tocat sau ras

16 roșii cherry

1/2 cană migdale feliate

1/4 ceapa alba taiata felii

Piper si sare dupa gust

8 uncii de brânză vegană

Bandaj

1 crenguță de coriandru, tocată

1 lingura otet alb distilat

1/4 lămâie, suc, aproximativ 2 lingurițe

1/4 cană ulei de măsline extravirgin

1 lingurita mustar englezesc

Teme pentru acasă

Combinați toate ingredientele pentru vinaigretă într-un robot de bucătărie.

Se amestecă cu restul ingredientelor și se amestecă bine.

Migdale verzi și salată de ricotta vegană

Conținut:
6 până la 7 căni de verdeață amestecată, 3 pachete, tăiate

1/4 castravete, tăiat în jumătate pe lungime, apoi feliat subțire

3 linguri de arpagic tocat sau ras

16 tomate verzi, tăiate în jumătate

1/2 cană migdale feliate

1/4 ceapa alba taiata felii

Piper si sare dupa gust

8 uncii ricotta tofu (tofitti)

Bandaj
1 lingura otet alb distilat

1/4 lămâie, suc, aproximativ 2 lingurițe

1/4 cană ulei de măsline extravirgin

1 lingurita de mustar de Dijon

Teme pentru acasă
Combinați toate ingredientele pentru vinaigretă într-un robot de bucătărie.

Se amestecă cu restul ingredientelor și se amestecă bine.

Salata de cicoare cu rosii si migdale

Conținut:

6 până la 7 căni de cicoare, 3 ciorchini, tăiate

1/4 castravete, tăiat în jumătate pe lungime, apoi feliat subțire

3 linguri de arpagic tocat sau ras

16 roșii cherry

1/2 cană migdale feliate

1/4 ceapa alba taiata felii

Piper si sare dupa gust

Brânză parmezan vegană (Angel Food)

Bandaj

1 crenguță de coriandru, tocată

1 lingura otet alb distilat

1/4 lămâie, suc, aproximativ 2 lingurițe

1/4 cană ulei de măsline extravirgin

1 lingurita mustar englezesc

Teme pentru acasă

Combinați toate ingredientele pentru vinaigretă într-un robot de bucătărie.

Se amestecă cu restul ingredientelor și se amestecă bine.

Salată de roșii și migdale cu varză

Conținut:
6 până la 7 căni de kale, 3 pachete, tăiate

1/4 castravete, tăiat în jumătate pe lungime, apoi feliat subțire

3 linguri de arpagic tocat sau ras

16 roșii, tăiate în jumătate

1/2 cană migdale feliate

1/4 ceapa alba taiata felii

Piper si sare dupa gust

8 uncii ricotta tofu (tofitti)

Bandaj
1 lingura otet alb distilat

1/4 lămâie, suc, aproximativ 2 lingurițe

1/4 cană ulei de măsline extravirgin

1 lingurita maioneza fara ou

Teme pentru acasă
Combinați toate ingredientele pentru vinaigretă într-un robot de bucătărie.

Se amestecă cu restul ingredientelor și se amestecă bine.

Salata de andive cu migdale si rosii

Conţinut:
6 până la 7 căni de scarola, 3 ciorchini, tăiate

1/4 castravete, tăiat în jumătate pe lungime, apoi feliat subţire

3 linguri de arpagic tocat sau ras

16 roşii cherry

1/2 cană migdale feliate

1/4 ceapa alba taiata felii

Piper si sare dupa gust

8 uncii de brânză vegană

Bandaj
1 crenguţă de coriandru, tocată

1 lingura otet alb distilat

1/4 lămâie, suc, aproximativ 2 linguriţe

1/4 cană ulei de măsline extravirgin

1 lingurita mustar englezesc

Teme pentru acasă

Combinați toate ingredientele pentru vinaigretă într-un robot de bucătărie.

Se amestecă cu restul ingredientelor și se amestecă bine.

Salată de Cicoare cu Tomatillo și Migdale

Conținut:

6 până la 7 căni de cicoare, 3 ciorchini, tăiate

1/4 castravete, tăiat în jumătate pe lungime, apoi feliat subțire

3 linguri de arpagic tocat sau ras

16 roșii, tăiate în jumătate

1/2 cană migdale feliate

1/4 ceapa alba taiata felii

Piper si sare dupa gust

Brânză parmezan vegană (Angel Food)

Bandaj

1 lingura otet alb distilat

1/4 lămâie, suc, aproximativ 2 lingurițe

1/4 cană ulei de măsline extravirgin

1 lingurita de mustar de Dijon

Teme pentru acasă

Combinați toate ingredientele pentru vinaigretă într-un robot de bucătărie.

Se amestecă cu restul ingredientelor și se amestecă bine.

Salata verde cu migdale si rosii cherry

Conținut:

6 până la 7 căni de salată verde, 3 ciorchini, tăiate

1/4 castravete, tăiat în jumătate pe lungime, apoi feliat subțire

3 linguri de arpagic tocat sau ras

16 roșii cherry

1/2 cană migdale feliate

1/4 ceapa alba taiata felii

Piper si sare dupa gust

8 uncii ricotta tofu (tofitti)

Bandaj

1 crenguță de coriandru, tocată

1 lingura otet alb distilat

1/4 lămâie, suc, aproximativ 2 lingurițe

1/4 cană ulei de măsline extravirgin

1 lingurita mustar englezesc

Teme pentru acasă

Combinați toate ingredientele pentru vinaigretă într-un robot de bucătărie.

Se amestecă cu restul ingredientelor și se amestecă bine.

Salată vegană de roșii și spanac cu parmezan

Conținut:
6 până la 7 căni de salată verde cu spanac, 3 mănunchiuri, tăiate
1/4 castravete, tăiat în jumătate pe lungime, apoi feliat subțire
3 linguri de arpagic tocat sau ras
16 roșii, tăiate în jumătate
1/2 cană migdale feliate
1/4 ceapa alba taiata felii
Piper si sare dupa gust
Brânză parmezan vegană (Angel Food)

Bandaj
1 crenguță de coriandru, tocată
1 lingura otet alb distilat
1/4 lămâie, suc, aproximativ 2 lingurițe
1/4 cană ulei de măsline extravirgin
1 lingurita maioneza fara ou

Teme pentru acasă
Combinați toate ingredientele pentru vinaigretă într-un robot de bucătărie.

Se amestecă cu restul ingredientelor și se amestecă bine.

Salată vegană de roșii și varză cu parmezan

Conținut:

6 până la 7 căni de salată verde, 3 buchete, tăiate

1/4 castravete, tăiat în jumătate pe lungime, apoi feliat subțire

3 linguri de arpagic tocat sau ras

16 roșii cherry

1/2 cană migdale feliate

1/4 ceapa alba taiata felii

Piper si sare dupa gust

Brânză parmezan vegană (Angel Food)

Bandaj

1 crenguță de coriandru, tocată

1 lingura otet alb distilat

1/4 lămâie, suc, aproximativ 2 lingurițe

1/4 cană ulei de măsline extravirgin

1 lingurita mustar englezesc

Teme pentru acasă

Combinați toate ingredientele pentru vinaigretă într-un robot de bucătărie.

Se amestecă cu restul ingredientelor și se amestecă bine.

Salata Tomatillo cu amestec de legume si branza ricotta vegana

Conținut:
6 până la 7 căni de verdeață amestecată, 3 pachete, tăiate

1/4 castravete, tăiat în jumătate pe lungime, apoi feliat subțire

3 linguri de arpagic tocat sau ras

16 tomate verzi, tăiate în jumătate

1/2 cană migdale feliate

1/4 ceapa alba taiata felii

Piper si sare dupa gust

8 uncii ricotta tofu (tofitti)

Bandaj
1 crenguță de coriandru, tocată

1 lingura otet alb distilat

1/4 lămâie, suc, aproximativ 2 lingurițe

1/4 cană ulei de măsline extravirgin

Teme pentru acasă

Combinați toate ingredientele pentru vinaigretă într-un robot de bucătărie.

Se amestecă cu restul ingredientelor și se amestecă bine.

Salată Escarole cu migdale și brânză ricotta vegană

Conținut:

6 până la 7 căni de scarola, 3 ciorchini, tăiate

1/4 castravete, tăiat în jumătate pe lungime, apoi feliat subțire

3 linguri de arpagic tocat sau ras

16 roșii, tăiate în jumătate

1/2 cană migdale feliate

1/4 ceapa alba taiata felii

Piper si sare dupa gust

8 uncii ricotta tofu (tofitti)

Bandaj

1 lingura otet alb distilat

1/4 lămâie, suc, aproximativ 2 lingurițe

1/4 cană ulei de măsline extravirgin

1 lingurita de mustar de Dijon

Teme pentru acasă

Combinați toate ingredientele pentru vinaigretă într-un robot de bucătărie.

Se amestecă cu restul ingredientelor și se amestecă bine.

Salata de cicoare cu rosii si migdale

Conținut:
6 până la 7 căni de cicoare, 3 ciorchini, tăiate

1/4 castravete, tăiat în jumătate pe lungime, apoi feliat subțire

3 linguri de arpagic tocat sau ras

16 roșii cherry

1/2 cană migdale feliate

1/4 ceapa alba taiata felii

Piper si sare dupa gust

8 uncii de brânză vegană

Bandaj
1 crenguță de coriandru, tocată

1 lingura otet alb distilat

1/4 lămâie, suc, aproximativ 2 lingurițe

1/4 cană ulei de măsline extravirgin

1 lingurita maioneza fara ou

Teme pentru acasă

Combinați toate ingredientele pentru vinaigretă într-un robot de bucătărie.

Se amestecă cu restul ingredientelor și se amestecă bine.

Salată de spanac, dovlecel și migdale

Conținut:
6 până la 7 căni de spanac, 3 legături, tăiate

¼ dovlecel, tăiat în jumătate pe lungime, apoi feliat subțire

3 linguri de arpagic tocat sau ras

16 roșii cherry

1/2 cană migdale feliate

1/4 ceapa alba taiata felii

Piper si sare dupa gust

8 uncii de brânză vegană

Bandaj
1 lingura otet alb distilat

1/4 lămâie, suc, aproximativ 2 lingurițe

1/4 cană ulei de măsline extravirgin

1 lingurita sos pesto

Teme pentru acasă
Combinați toate ingredientele pentru vinaigretă într-un robot de bucătărie.

Se amestecă cu restul ingredientelor și se amestecă bine.

Kale Castraveți Roșii Tofu Salată Ricotta

Conținut:
6 până la 7 căni de kale, 3 pachete, tăiate

1/4 castravete, tăiat în jumătate pe lungime, apoi feliat subțire

3 linguri de arpagic tocat sau ras

16 tomate verzi, tăiate în jumătate

1/2 cană migdale feliate

1/4 ceapa alba taiata felii

Piper si sare dupa gust

8 uncii ricotta tofu (tofitti)

Bandaj
1 crenguță de coriandru, tocată

1 lingura otet alb distilat

1/4 lămâie, suc, aproximativ 2 lingurițe

1/4 cană ulei de măsline extravirgin

1 lingurita mustar englezesc

Teme pentru acasă

Combinați toate ingredientele pentru vinaigretă într-un robot de bucătărie.

Se amestecă cu restul ingredientelor și se amestecă bine.

Salata mixta de tofu cu migdale verzi si ricotta

Conținut:
6 până la 7 căni de verdeață amestecată, 3 pachete, tăiate

1/4 castravete, tăiat în jumătate pe lungime, apoi feliat subțire

3 linguri de arpagic tocat sau ras

16 roșii, tăiate în jumătate

1/2 cană migdale feliate

1/4 ceapa alba taiata felii

Piper si sare dupa gust

8 uncii ricotta tofu (tofitti)

Bandaj
1 crenguță de coriandru, tocată

1 lingura otet alb distilat

1/4 lămâie, suc, aproximativ 2 lingurițe

1/4 cană ulei de măsline extravirgin

1 lingurita maioneza fara ou

Teme pentru acasă

Combinați toate ingredientele pentru vinaigretă într-un robot de bucătărie.

Se amestecă cu restul ingredientelor și se amestecă bine.

Salată vegană de roșii și varză cu parmezan

Conținut:

6 până la 7 căni de kale, 3 pachete, tăiate

1/4 castravete, tăiat în jumătate pe lungime, apoi feliat subțire

3 linguri de arpagic tocat sau ras

16 roșii cherry

1/2 cană migdale feliate

1/4 ceapa alba taiata felii

Piper si sare dupa gust

Brânză parmezan vegană (Angel Food)

Bandaj

1 crenguță de coriandru, tocată

1 lingura otet alb distilat

1/4 lămâie, suc, aproximativ 2 lingurițe

1/4 cană ulei de măsline extravirgin

1 lingurita mustar englezesc

Teme pentru acasă

Combinați toate ingredientele pentru vinaigretă într-un robot de bucătărie.

Se amestecă cu restul ingredientelor și se amestecă bine.

Salată vegană de roșii cervil și parmezan

Conținut:

6 până la 7 căni de cervil, 3 ciorchini, tăiate

1/4 castravete, tăiat în jumătate pe lungime, apoi feliat subțire

3 linguri de arpagic tocat sau ras

16 roșii cherry

1/2 cană migdale feliate

1/4 ceapa alba taiata felii

Piper si sare dupa gust

Brânză parmezan vegană (Angel Food)

Bandaj

1 crenguță de coriandru, tocată

1 lingura otet alb distilat

1/4 lămâie, suc, aproximativ 2 lingurițe

1/4 cană ulei de măsline extravirgin

1 lingurita mustar englezesc

Teme pentru acasă

Combinați toate ingredientele pentru vinaigretă într-un robot de bucătărie.

Se amestecă cu restul ingredientelor și se amestecă bine.

Salată de salată, Tomatillo și Tofu, Brânza Ricotta

Conținut:
6 până la 7 căni de salată verde, 3 ciorchini, tăiate

1/4 castravete, tăiat în jumătate pe lungime, apoi feliat subțire

3 linguri de arpagic tocat sau ras

16 tomate verzi, tăiate în jumătate

1/2 cană migdale feliate

1/4 ceapa alba taiata felii

Piper si sare dupa gust

8 uncii ricotta tofu (tofitti)

Bandaj
1 crenguță de coriandru, tocată

1 lingura otet alb distilat

1/4 lămâie, suc, aproximativ 2 lingurițe

1/4 cană ulei de măsline extravirgin

1 lingurita maioneza fara ou

Teme pentru acasă

Combinați toate ingredientele pentru vinaigretă într-un robot de bucătărie.

Se amestecă cu restul ingredientelor și se amestecă bine.

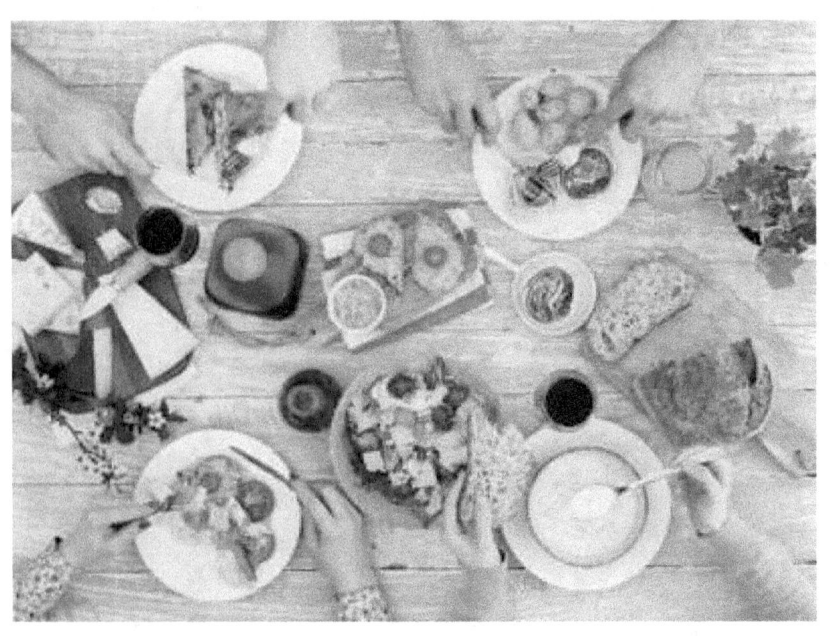

Salata de spanac cu rosii si migdale

Conținut:

6 până la 7 căni de spanac, 3 legături, tăiate

1/4 castravete, tăiat în jumătate pe lungime, apoi feliat subțire

3 linguri de arpagic tocat sau ras

16 roșii cherry

1/2 cană migdale feliate

1/4 ceapa alba taiata felii

Piper si sare dupa gust

8 uncii de brânză vegană

Bandaj

1 crenguță de coriandru, tocată

1 lingura otet alb distilat

1/4 lămâie, suc, aproximativ 2 lingurițe

1/4 cană ulei de măsline extravirgin

1 lingurita mustar englezesc

Teme pentru acasă

Combinați toate ingredientele pentru vinaigretă într-un robot de bucătărie.

Se amestecă cu restul ingredientelor și se amestecă bine.

Salata de rosii cu varza napa si parmezan vegan

Conţinut:

6 până la 7 căni de varză Napa, 3 legături, tăiate

1/4 castravete, tăiat în jumătate pe lungime, apoi feliat subţire

3 linguri de arpagic tocat sau ras

16 roşii, tăiate în jumătate

1/2 cană migdale feliate

1/4 ceapa alba taiata felii

Piper si sare dupa gust

Brânză parmezan vegană (Angel Food)

Bandaj

1 crenguţă de coriandru, tocată

1 lingura otet alb distilat

1/4 lămâie, suc, aproximativ 2 linguriţe

1/4 cană ulei de măsline extravirgin

Teme pentru acasă

Combinaţi toate ingredientele pentru vinaigretă într-un robot de bucătărie.

Se amestecă cu restul ingredientelor şi se amestecă bine.

Salată de andive, tomatillo și migdale

Conținut:

6 până la 7 căni de radicchio, 3 buchete, tăiate

1/4 castravete, tăiat în jumătate pe lungime, apoi feliat subțire

3 linguri de arpagic tocat sau ras

16 tomate verzi, tăiate în jumătate

1/2 cană migdale feliate

1/4 ceapa alba taiata felii

Piper si sare dupa gust

Brânză parmezan vegană (Angel Food)

Bandaj

1 crenguță de coriandru, tocată

1 lingura otet alb distilat

1/4 lămâie, suc, aproximativ 2 lingurițe

1/4 cană ulei de măsline extravirgin

1 lingurita mustar englezesc

Teme pentru acasă

Combinați toate ingredientele pentru vinaigretă într-un robot de bucătărie.

Se amestecă cu restul ingredientelor și se amestecă bine.

Salată de tofu cu roșii și ricotta

Conținut:

6 până la 7 căni de kale, 3 pachete, tăiate

1/4 castravete, tăiat în jumătate pe lungime, apoi feliat subțire

3 linguri de arpagic tocat sau ras

16 roșii cherry

1/2 cană migdale feliate

1/4 ceapa alba taiata felii

Piper si sare dupa gust

8 uncii ricotta tofu (tofitti)

Bandaj

1 crenguță de coriandru, tocată

1 lingura otet alb distilat

1/4 lămâie, suc, aproximativ 2 lingurițe

1/4 cană ulei de măsline extravirgin

1 lingurita maioneza fara ou

Teme pentru acasă

Combinați toate ingredientele pentru vinaigretă într-un robot de bucătărie.

Se amestecă cu restul ingredientelor și se amestecă bine.

Salata de rosii cu varza Napa si branza ricotta tofu

Conținut:

6 până la 7 căni de varză Napa, 3 legături, tăiate

1/4 castravete, tăiat în jumătate pe lungime, apoi feliat subțire

3 linguri de arpagic tocat sau ras

16 roșii cherry

1/2 cană migdale feliate

1/4 ceapa alba taiata felii

Piper si sare dupa gust

8 uncii ricotta tofu (tofitti)

Bandaj

1 crenguță de coriandru, tocată

1 lingura otet alb distilat

1/4 lămâie, suc, aproximativ 2 lingurițe

1/4 cană ulei de măsline extravirgin

Teme pentru acasă

Combinați toate ingredientele pentru vinaigretă într-un robot de bucătărie.

Se amestecă cu restul ingredientelor și se amestecă bine.

Salată de roșii cu sfeclă fragedă și brânză vegană

Conținut:

6 până la 7 căni de sfeclă pui, 3 pachete, tăiate

1/4 castravete, tăiat în jumătate pe lungime, apoi feliat subțire

3 linguri de arpagic tocat sau ras

16 roșii, tăiate în jumătate

1/2 cană migdale feliate

1/4 ceapa alba taiata felii

Piper si sare dupa gust

8 uncii de brânză vegană

Bandaj

1 crenguță de coriandru, tocată

1 lingura otet alb distilat

1/4 lămâie, suc, aproximativ 2 lingurițe

1/4 cană ulei de măsline extravirgin

1 lingurita mustar englezesc

Teme pentru acasă

Combinați toate ingredientele pentru vinaigretă într-un robot de bucătărie.

Se amestecă cu restul ingredientelor și se amestecă bine.

Salată super simplă de salată verde

Conținut:

1 cap de salata verde, clatit, zdrobit si ras

Bandaj

1/2 cană oțet de vin alb

1 lingura ulei de masline extravirgin

piper negru proaspăt măcinat

3/4 cană migdale măcinate fin

sare de mare

Teme pentru acasă

Combinați toate ingredientele pentru vinaigretă într-un robot de bucătărie.

Se amestecă cu restul ingredientelor și se amestecă bine.

Salată uşoară de salată verde

Conținut:
1 cap de salata verde, clatit, zdrobit si ras

Bandaj
2 linguri. otet de vin alb
4 linguri de ulei de macadamia
piper negru proaspăt măcinat
3/4 cană alune măcinate fin
sare de mare

Teme pentru acasă

Combinați toate ingredientele pentru vinaigretă într-un robot de bucătărie.

Se amestecă cu restul ingredientelor şi se amestecă bine.

Salată Boston ușoară

Conținut:
1 cap de salata verde Boston, spalata, tocata si maruntita

Bandaj
2 linguri. oțet de mere

4 linguri de ulei de măsline

piper negru proaspăt măcinat

3/4 cană nuci măcinate fin

sare de mare

Teme pentru acasă

Combinați toate ingredientele pentru vinaigretă într-un robot de bucătărie.

Se amestecă cu restul ingredientelor și se amestecă bine.

Salată ușor de amestecat de legume

Conținut:
O mână de Mesclun, clătit, zdrobit și zdrobit cu frunze de palmier

Bandaj
2 linguri. oțet de mere

4 linguri de ulei de măsline

piper negru proaspăt măcinat

3/4 cană alune măcinate fin

sare de mare

Teme pentru acasă

Combinați toate ingredientele pentru vinaigretă într-un robot de bucătărie.

Se amestecă cu restul ingredientelor și se amestecă bine.

Salată de salată

Conținut:
1 cap de salata verde, clatit, zdrobit si ras

Bandaj
2 linguri. oțet balsamic
4 linguri de ulei de măsline extravirgin
piper negru proaspăt măcinat
3/4 cană alune măcinate fin
sare de mare

Teme pentru acasă

Combinați toate ingredientele pentru vinaigretă într-un robot de bucătărie.

Se amestecă cu restul ingredientelor și se amestecă bine.

Salată de salată Boston glazurată cu balsamic

Conținut:
1 cap de salata verde Boston, spalata, tocata si maruntita

Bandaj
2 linguri. oțet balsamic
4 linguri de ulei de macadamia
piper negru proaspăt măcinat
3/4 cană migdale măcinate fin
sare de mare

Teme pentru acasă

Combinați toate ingredientele pentru vinaigretă într-un robot de bucătărie.

Se amestecă cu restul ingredientelor și se amestecă bine.

Salată simplă de andive

Conținut:

1 cap de andive, clătită, zdrobită și mărunțită

Bandaj

2 linguri. otet de vin alb

4 linguri de ulei de măsline extravirgin

piper negru proaspăt măcinat

3/4 cană nuci măcinate fin

sare de mare

Teme pentru acasă

Combinați toate ingredientele pentru vinaigretă într-un robot de bucătărie.

Se amestecă cu restul ingredientelor și se amestecă bine.

salata mixta de legume

Conținut:

O mână de Mesclun, clătit, zdrobit și zdrobit cu frunze de palmier

Bandaj

2 linguri. otet alb distilat

4 linguri de ulei de măsline extravirgin

piper negru proaspăt măcinat

3/4 cană caju măcinate fin

sare de mare

Teme pentru acasă

Combinați toate ingredientele pentru vinaigretă într-un robot de bucătărie.

Se amestecă cu restul ingredientelor și se amestecă bine.

Salată de arahide Boston

Conținut:

1 cap de salata verde Boston, spalata, tocata si maruntita

Bandaj

2 linguri. oțet de mere

4 linguri de ulei de măsline

piper negru proaspăt măcinat

3/4 cană alune măcinate fin

sare de mare

Teme pentru acasă

Combinați toate ingredientele pentru vinaigretă într-un robot de bucătărie.

Se amestecă cu restul ingredientelor și se amestecă bine.

Salata verde Boston glazurata cu balsamic

Conținut:

1 cap de salata verde Boston, spalata, tocata si maruntita

Bandaj

2 linguri. oțet balsamic

4 linguri de ulei de macadamia

piper negru proaspăt măcinat

3/4 cană alune măcinate fin

sare de mare

Teme pentru acasă

Combinați toate ingredientele pentru vinaigretă într-un robot de bucătărie.

Se amestecă cu restul ingredientelor și se amestecă bine.

Salată verde cu sos de nuci

Conținut:
1 cap de salata verde, clatit, zdrobit si ras

Bandaj
2 linguri. otet alb distilat
4 linguri de ulei de măsline extravirgin
piper negru proaspăt măcinat
3/4 cană nuci măcinate fin
sare de mare

Teme pentru acasă

Combinați toate ingredientele pentru vinaigretă într-un robot de bucătărie.

Se amestecă cu restul ingredientelor și se amestecă bine.

Salata romana cu sos de alune

Conținut:
1 cap de salata verde, clatit, zdrobit si ras

Bandaj
2 linguri. oțet de mere
4 linguri de ulei de măsline extravirgin
piper negru proaspăt măcinat
3/4 cană alune măcinate fin
sare de mare

Teme pentru acasă

Combinați toate ingredientele pentru vinaigretă într-un robot de bucătărie.

Se amestecă cu restul ingredientelor și se amestecă bine.

Salată mixtă de legume cu vinaigretă de migdale

Conținut:
O mână de Mesclun, clătit, zdrobit și zdrobit cu frunze de palmier

Bandaj
2 linguri. otet de vin alb

4 linguri de ulei de măsline

piper negru proaspăt măcinat

3/4 cană migdale măcinate fin

sare de mare

Teme pentru acasă

Combinați toate ingredientele pentru vinaigretă într-un robot de bucătărie.

Se amestecă cu restul ingredientelor și se amestecă bine.

Salată Escarole cu fistic și oțet balsamic

Conținut:
1 cap de andive, clătită, zdrobită și măruntită

Bandaj
2 linguri. oțet balsamic
4 linguri de ulei de măsline extravirgin
piper negru proaspăt măcinat
3/4 cană alune măcinate fin
sare de mare

Teme pentru acasă

Combinați toate ingredientele pentru vinaigretă într-un robot de bucătărie.

Se amestecă cu restul ingredientelor și se amestecă bine.

Salată verde cu sos de caju

Conținut:

1 cap de salata verde, clatit, zdrobit si ras

Bandaj

2 linguri. otet alb distilat

4 linguri de ulei de macadamia

piper negru proaspăt măcinat

3/4 cană caju măcinate fin

sare de mare

Teme pentru acasă

Combinați toate ingredientele pentru vinaigretă într-un robot de bucătărie.

Se amestecă cu restul ingredientelor și se amestecă bine.

Salata Romana cu Vinaigreta de Nuci

Conținut:
1 cap de salata verde, clatit, zdrobit si ras

Bandaj
2 linguri. otet de vin rosu

1 lingura ulei de masline extravirgin

piper negru proaspăt măcinat

3/4 cană nuci măcinate fin

sare de mare

Teme pentru acasă

Combinați toate ingredientele pentru vinaigretă într-un robot de bucătărie.

Se amestecă cu restul ingredientelor și se amestecă bine.

Salată mixtă de legume cu vinaigretă de migdale

Conținut:
O mână de Mesclun, clătit, zdrobit și zdrobit cu frunze de palmier

Bandaj
2 linguri. oțet balsamic

1 lingura ulei de masline extravirgin

piper negru proaspăt măcinat

3/4 cană migdale măcinate fin

sare de mare

Teme pentru acasă

Combinați toate ingredientele pentru vinaigretă într-un robot de bucătărie.

Se amestecă cu restul ingredientelor și se amestecă bine.

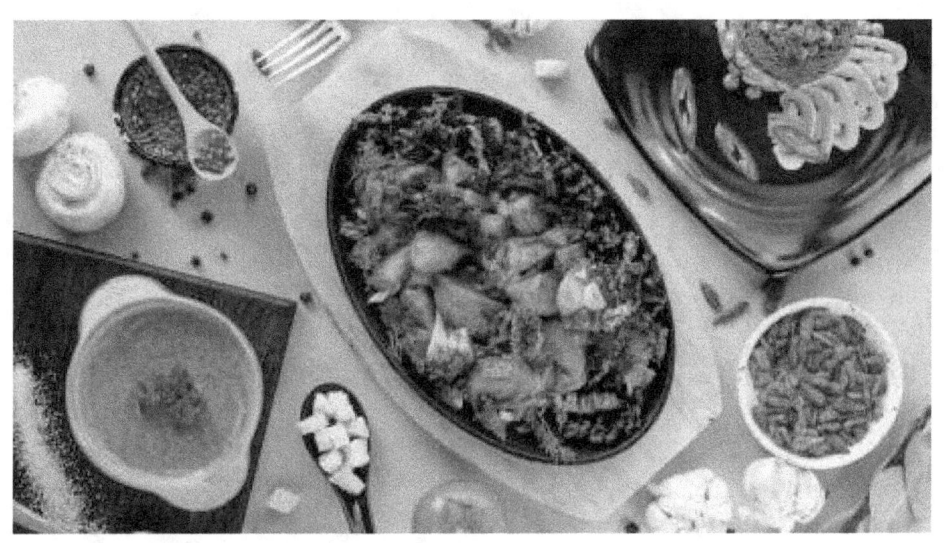

Salată Romaine cu dressing de caju

Conținut:
1 cap de salata verde, clatit, zdrobit si ras

Bandaj
2 linguri. oțet de mere

4 linguri de ulei de măsline

piper negru proaspăt măcinat

3/4 cană caju măcinate fin

sare de mare

Teme pentru acasă

Combinați toate ingredientele pentru vinaigretă într-un robot de bucătărie.

Se amestecă cu restul ingredientelor și se amestecă bine.

Salata Escarole cu sos de alune

Conținut:
1 cap de andive, clătită, zdrobită și mărunțită

Bandaj
2 linguri. otet de vin alb

4 linguri de ulei de măsline extravirgin

piper negru proaspăt măcinat

3/4 cană alune măcinate fin

sare de mare

Teme pentru acasă

Combinați toate ingredientele pentru vinaigretă într-un robot de bucătărie.

Se amestecă cu restul ingredientelor și se amestecă bine.

Salata verde cu vinegreta de arahide

Conținut:

1 cap de salata verde, clatit, zdrobit si ras

Bandaj

2 linguri. otet alb distilat

4 linguri de ulei de macadamia

piper negru proaspăt măcinat

3/4 cană alune măcinate fin

sare de mare

Teme pentru acasă

Combinați toate ingredientele pentru vinaigretă într-un robot de bucătărie.

Se amestecă cu restul ingredientelor și se amestecă bine.

Salată de salată Boston la grătar

Conținut:
1 cap de salata verde Boston, spalata, tocata si maruntita

Bandaj
2 linguri. otet de vin alb

4 linguri de ulei de măsline extravirgin

piper negru proaspăt măcinat

3/4 cană migdale măcinate fin

sare de mare

Teme pentru acasă
Prăjiți salata verde și/sau legumele la foc mediu până se carbonizează ușor.

Combinați toate ingredientele pentru vinaigretă într-un robot de bucătărie.

Se amestecă cu restul ingredientelor și se amestecă bine.

Salata de salata romana la gratar

Conținut:

1 cap de salata verde, clatit, zdrobit si ras

Bandaj

2 linguri. oțet balsamic

4 linguri de ulei de măsline extravirgin

piper negru proaspăt măcinat

3/4 cană alune măcinate fin

sare de mare

Teme pentru acasă

Prăjiți salata verde și/sau legumele la foc mediu până se carbonizează ușor.

Combinați toate ingredientele pentru vinaigretă într-un robot de bucătărie.

Se amestecă cu restul ingredientelor și se amestecă bine.

Salata romana la gratar cu dressing de caju

Conținut:
1 cap de salata verde, clatit, zdrobit si ras

Bandaj
2 linguri. otet de vin rosu
4 linguri de ulei de măsline
piper negru proaspăt măcinat
3/4 cană caju măcinate fin
sare de mare

Teme pentru acasă
Prăjiți salata verde și/sau legumele la foc mediu până se carbonizează ușor.

Combinați toate ingredientele pentru vinaigretă într-un robot de bucătărie.

Se amestecă cu restul ingredientelor și se amestecă bine.

Salată verde la grătar cu sos de migdale

Conținut:
1 cap de salata verde, clatit, zdrobit si ras

Bandaj
2 linguri. otet de vin rosu
4 linguri de ulei de măsline extravirgin
piper negru proaspăt măcinat
3/4 cană migdale măcinate fin
sare de mare

Teme pentru acasă
Prăjiți salata verde și/sau legumele la foc mediu până se carbonizează ușor.

Combinați toate ingredientele pentru vinaigretă într-un robot de bucătărie.

Se amestecă cu restul ingredientelor și se amestecă bine.

Varză Napa la grătar cu sos de caju

Conținut:
1 cap de varză Napa, clătită, zdrobită și rasă
½ cană de capere

Bandaj
2 linguri. oțet balsamic
4 linguri de ulei de macadamia
piper negru proaspăt măcinat
3/4 cană caju măcinate fin
sare de mare

Teme pentru acasă
Prăjiți salata verde și/sau legumele la foc mediu până se carbonizează ușor.

Combinați toate ingredientele pentru vinaigretă într-un robot de bucătărie.

Se amestecă cu restul ingredientelor și se amestecă bine.

Salată verde Boston la grătar și salată de caju

Conținut:
1 cap de salata verde Boston, spalata, tocata si maruntita

½ cană măsline verzi

Bandaj
2 linguri. otet de vin alb

4 linguri de ulei de măsline extravirgin

piper negru proaspăt măcinat

3/4 cană caju măcinate fin

sare de mare

Teme pentru acasă
Prăjiți salata verde și/sau legumele la foc mediu până se carbonizează ușor.

Combinați toate ingredientele pentru vinaigretă într-un robot de bucătărie.

Se amestecă cu restul ingredientelor și se amestecă bine.

Salata verde la gratar si salata de masline verzi

Conținut:
1 cap de salata verde, clatit, zdrobit si ras

½ cană măsline verzi

Bandaj
2 linguri. oțet de mere

4 linguri de ulei de măsline

piper negru proaspăt măcinat

3/4 cană nuci măcinate fin

sare de mare

Teme pentru acasă
Prăjiți salata verde şi/sau legumele la foc mediu până se carbonizează uşor.

Combinați toate ingredientele pentru vinaigretă într-un robot de bucătărie.

Se amestecă cu restul ingredientelor şi se amestecă bine.

Salata verde la gratar si salata de masline verzi

Conținut:
1 cap de salata verde, clatit, zdrobit si ras
½ cană măsline verzi

Bandaj
2 linguri. otet de vin rosu
4 linguri de ulei de măsline extravirgin
piper negru proaspăt măcinat
3/4 cană migdale măcinate fin
sare de mare

Teme pentru acasă
Prăjiți salata verde și/sau legumele la foc mediu până se carbonizează ușor.

Combinați toate ingredientele pentru vinaigretă într-un robot de bucătărie.

Se amestecă cu restul ingredientelor și se amestecă bine.

Romaine la gratar si salata de capere verzi

Conținut:
1 cap de salata verde, clatit, zdrobit si ras
½ cană capere verzi

Bandaj
2 linguri. oțet de mere
4 linguri de ulei de măsline extravirgin
piper negru proaspăt măcinat
3/4 cană alune măcinate fin
sare de mare

Teme pentru acasă
Prăjiți salata verde și/sau legumele la foc mediu până se carbonizează ușor.

Combinați toate ingredientele pentru vinaigretă într-un robot de bucătărie.

Se amestecă cu restul ingredientelor și se amestecă bine.

Romaine la gratar si salata de capere

Conținut:
1 cap de salata verde, clatit, zdrobit si ras

½ cană capere verzi

Bandaj
2 linguri. otet de vin alb

4 linguri de ulei de măsline extravirgin

piper negru proaspăt măcinat

3/4 cană nuci măcinate fin

sare de mare

Teme pentru acasă
Prăjiți salata verde și/sau legumele la foc mediu până se carbonizează ușor.

Combinați toate ingredientele pentru vinaigretă într-un robot de bucătărie.

Se amestecă cu restul ingredientelor și se amestecă bine.

Salată de măsline negre Boston la grătar

Conținut:
1 cap de salata verde Boston, spalata, tocata si maruntita
½ cană măsline negre

Bandaj
2 linguri. oțet balsamic
4 linguri de ulei de macadamia
piper negru proaspăt măcinat
3/4 cană caju măcinate fin
sare de mare

Teme pentru acasă
Prăjiți salata verde și/sau legumele la foc mediu până se carbonizează ușor.

Combinați toate ingredientele pentru vinaigretă într-un robot de bucătărie.

Se amestecă cu restul ingredientelor și se amestecă bine.

Salată Romaine la grătar cu măsline Kalamata

Conținut:
1 cap de salata verde, clatit, zdrobit si ras

½ cană măsline Kalamata

Bandaj
2 linguri. otet de vin rosu

4 linguri de ulei de măsline

piper negru proaspăt măcinat

3/4 cană migdale măcinate fin

sare de mare

Teme pentru acasă
Prăjiți salata verde și/sau legumele la foc mediu până se carbonizează ușor.

Combinați toate ingredientele pentru vinaigretă într-un robot de bucătărie.

Se amestecă cu restul ingredientelor și se amestecă bine.

Salata roma cu masline verzi si sos de fistic

Conținut:

1 cap de salata verde, clatit, zdrobit si ras

½ cană măsline verzi

Bandaj

2 linguri. oțet de mere

4 linguri de ulei de măsline extravirgin

piper negru proaspăt măcinat

3/4 cană alune măcinate fin

sare de mare

Teme pentru acasă

Combinați toate ingredientele pentru vinaigretă într-un robot de bucătărie.

Se amestecă cu restul ingredientelor și se amestecă bine.

Salata Romana Capere si Vinaigreta Migdale

Conținut:

1 cap de salata verde, clatit, zdrobit si ras

½ cană de capere

Bandaj

2 linguri. oțet de mere

4 linguri de ulei de măsline extravirgin

piper negru proaspăt măcinat

3/4 cană migdale măcinate fin

sare de mare

Teme pentru acasă

Combinați toate ingredientele pentru vinaigretă într-un robot de bucătărie.

Se amestecă cu restul ingredientelor și se amestecă bine.

Salată Boston cu inimioare de anghinare și sos de caju

Conținut:

1 cap de salata verde Boston, spalata, tocata si maruntita

½ cană inimioare de anghinare

Bandaj

2 linguri. otet de vin alb

4 linguri de ulei de măsline extravirgin

piper negru proaspăt măcinat

3/4 cană caju măcinate fin

sare de mare

Teme pentru acasă

Combinați toate ingredientele pentru vinaigretă într-un robot de bucătărie.

Se amestecă cu restul ingredientelor și se amestecă bine.

Anghinare Glazurate Balsamic şi Inimioare De Anghinare

Conţinut:

1 anghinare, spalata si zdrobita

½ cană inimioare de anghinare

Bandaj

2 linguri. oţet balsamic

4 linguri de ulei de macadamia

piper negru proaspăt măcinat

3/4 cană alune măcinate fin

sare de mare

Teme pentru acasă

Combinaţi toate ingredientele pentru vinaigretă într-un robot de bucătărie.

Se amestecă cu restul ingredientelor şi se amestecă bine.

Sos de anghinare cu nuca si masline verzi

Conținut:
1 anghinare, spalata si zdrobita
½ cană măsline verzi

Bandaj
2 linguri. otet de vin rosu
4 linguri de ulei de măsline extravirgin
piper negru proaspăt măcinat
3/4 cană nuci măcinate fin
sare de mare

Teme pentru acasă

Combinați toate ingredientele pentru vinaigretă într-un robot de bucătărie.

Se amestecă cu restul ingredientelor și se amestecă bine.

Salată verde cu măsline negre și inimă de anghinare

Conținut:

1 cap de salata verde, clatit, zdrobit si ras

½ cană măsline negre

½ cană inimioare de anghinare

Bandaj

2 linguri. oțet de mere

4 linguri de ulei de măsline

piper negru proaspăt măcinat

3/4 cană migdale măcinate fin

sare de mare

Teme pentru acasă

Combinați toate ingredientele pentru vinaigretă într-un robot de bucătărie.

Se amestecă cu restul ingredientelor și se amestecă bine.

Inima de anghinare cu salata de masline negre

Conținut:

1 cap de salata verde, clatit, zdrobit si ras

½ cană măsline negre

½ cană inimioare de anghinare

Bandaj

2 linguri. otet de vin alb

4 linguri de ulei de măsline extravirgin

piper negru proaspăt măcinat

3/4 cană alune măcinate fin

sare de mare

Teme pentru acasă

Combinați toate ingredientele pentru vinaigretă într-un robot de bucătărie.

Se amestecă cu restul ingredientelor și se amestecă bine.

Inimioare de anghinare și salată de măsline negre cu salată verde Boston

Conținut:

1 cap de salata verde Boston, spalata, tocata si maruntita

½ cană măsline negre

½ cană inimioare de anghinare

Bandaj

2 linguri. otet de vin rosu

4 linguri de ulei de măsline extravirgin

piper negru proaspăt măcinat

3/4 cană migdale măcinate fin

sare de mare

Teme pentru acasă

Combinați toate ingredientele pentru vinaigretă într-un robot de bucătărie.

Se amestecă cu restul ingredientelor și se amestecă bine.

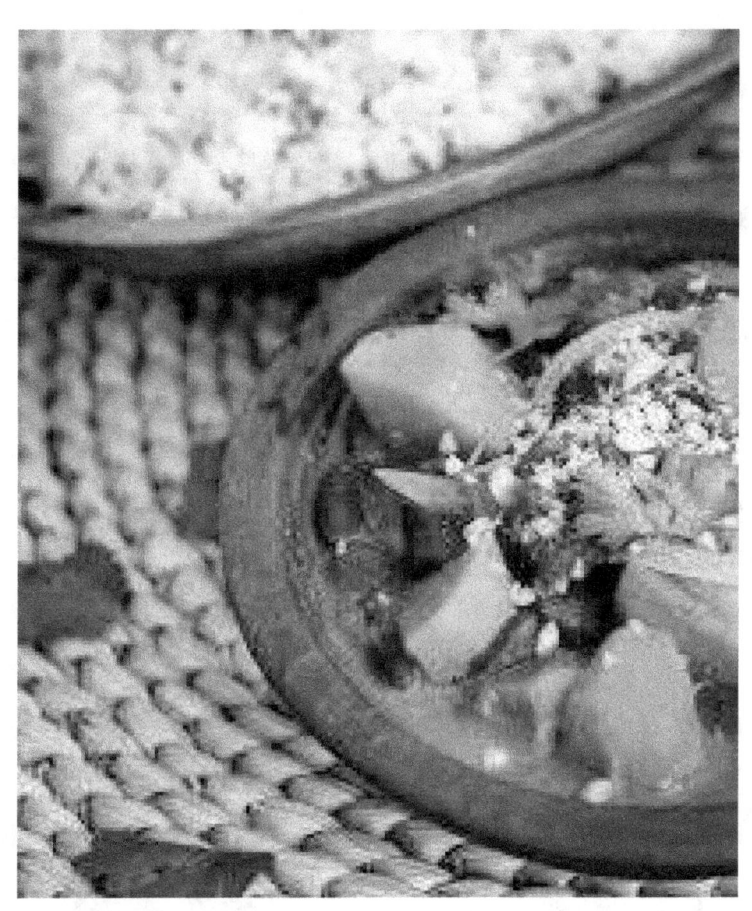

Salata de salata romana cu inimioare de anghinare si vinegreta de macadamia

Conţinut:
1 cap de salata verde, clatit, zdrobit si ras

½ cană măsline negre

½ cană inimioare de anghinare

Bandaj
2 linguri. oțet balsamic

4 linguri de ulei de macadamia

piper negru proaspăt măcinat

3/4 cană caju măcinate fin

sare de mare

Teme pentru acasă

Combinați toate ingredientele pentru vinaigretă într-un robot de bucătărie.

Se amestecă cu restul ingredientelor și se amestecă bine.

Salată de salată verde cu măsline negre şi inimioare de anghinare

Conţinut:
1 cap de salata verde, clatit, zdrobit si ras
½ cană măsline negre
½ cană inimioare de anghinare

Bandaj
2 linguri. otet de vin alb
4 linguri de ulei de măsline extravirgin
piper negru proaspăt măcinat
3/4 cană migdale măcinate fin
sare de mare

Teme pentru acasă

Combinaţi toate ingredientele pentru vinaigretă într-un robot de bucătărie.

Se amestecă cu restul ingredientelor şi se amestecă bine.

Salată Boston cu oțet de mere

Conținut:
1 cap de salata verde Boston, spalata, tocata si maruntita

½ cană măsline negre

½ cană inimioare de anghinare

Bandaj
2 linguri. oțet de mere

4 linguri de ulei de măsline extravirgin

piper negru proaspăt măcinat

3/4 cană alune măcinate fin

sare de mare

Teme pentru acasă

Combinați toate ingredientele pentru vinaigretă într-un robot de bucătărie.

Se amestecă cu restul ingredientelor și se amestecă bine.

Salata romana cu inimioare de anghinare si vinegreta de caju

Conținut:
1 cap de salata verde, clatit, zdrobit si ras

½ cană măsline negre

½ cană inimioare de anghinare

Bandaj
2 linguri. otet de vin rosu

4 linguri de ulei de măsline

piper negru proaspăt măcinat

3/4 cană caju măcinate fin

sare de mare

Teme pentru acasă

Combinați toate ingredientele pentru vinaigretă într-un robot de bucătărie.

Se amestecă cu restul ingredientelor și se amestecă bine.

Salata de inima de anghinare cu salata verde si masline verzi

Conţinut:

1 cap de salata verde, clatit, zdrobit si ras

½ cană măsline verzi

½ cană inimioare de anghinare

Bandaj

2 linguri. otet de vin rosu

4 linguri de ulei de macadamia

piper negru proaspăt măcinat

3/4 cană nuci măcinate fin

sare de mare

Teme pentru acasă

Combinaţi toate ingredientele pentru vinaigretă într-un robot de bucătărie.

Se amestecă cu restul ingredientelor şi se amestecă bine.

Salată cu salată verde Kalamata măsline și inimă de anghinare

Conținut:

1 cap de salata verde, clatit, zdrobit si ras

½ cană măsline Kalamata

½ cană inimioare de anghinare

Bandaj

2 linguri. otet de vin alb

4 linguri de ulei de măsline extravirgin

piper negru proaspăt măcinat

3/4 cană migdale măcinate fin

sare de mare

Teme pentru acasă

Combinați toate ingredientele pentru vinaigretă într-un robot de bucătărie.

Se amestecă cu restul ingredientelor și se amestecă bine.

Salată verde, porumb și salată de inimă de anghinare

Conținut:

1 cap de salata verde, clatit, zdrobit si ras

½ cană de porumb pentru copii

½ cană inimioare de anghinare

Bandaj

2 linguri. oțet balsamic

4 linguri de ulei de macadamia

piper negru proaspăt măcinat

3/4 cană caju măcinate fin

sare de mare

Teme pentru acasă

Combinați toate ingredientele pentru vinaigretă într-un robot de bucătărie.

Se amestecă cu restul ingredientelor și se amestecă bine.

Salată de morcovi pentru copii cu salată verde Boston și inimioare de anghinare

Conținut:

1 cap de salata verde Boston, spalata, tocata si maruntita

½ cană de morcovi pui

½ cană inimioare de anghinare

Bandaj

2 linguri. otet de vin alb

4 linguri de ulei de măsline extravirgin

piper negru proaspăt măcinat

3/4 cană alune măcinate fin

sare de mare

Teme pentru acasă

Combinați toate ingredientele pentru vinaigretă într-un robot de bucătărie.

Se amestecă cu restul ingredientelor și se amestecă bine.

Salată verde, măsline negre și salată de porumb

Conținut:
1 cap de salata verde, clatit, zdrobit si ras

½ cană măsline negre

½ cană de porumb pentru copii la conserva

Bandaj
2 linguri. oțet de mere

4 linguri de ulei de măsline

piper negru proaspăt măcinat

3/4 cană migdale măcinate fin

sare de mare

Teme pentru acasă

Combinați toate ingredientele pentru vinaigretă într-un robot de bucătărie.

Se amestecă cu restul ingredientelor și se amestecă bine.

www.ingramcontent.com/pod-product-compliance
Lightning Source LLC
Chambersburg PA
CBHW071902110526
44591CB00011B/1517